Bettina Wollesen, Charlotte Meixner, Julia Gräf, Iris Pahmeier,
Lutz Vogt & Alexander Woll (Hrsg.)

Interdisziplinäre Forschung und Gesundheitsförderung
in Lebenswelten

Jahrestagung der dvs-Kommission Gesundheit
vom 4.–6. April 2019 in Hamburg

Schriften der Deutschen Vereinigung für Sportwissenschaft · Band 289

Herausgeber: Deutsche Vereinigung für Sportwissenschaft ISSN 1430-2225

Bettina Wollesen, Charlotte Meixner, Julia Gräf, Iris Pahmeier, Lutz Vogt & Alexander Woll (Hrsg.)

Interdisziplinäre Forschung und Gesundheitsförderung in Lebenswelten

Bewegung fördern, vernetzen, nachhaltig gestalten

Jahrestagung der dvs-Kommission Gesundheit
vom 4.–6. April 2019 in Hamburg

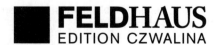

Endredaktion: Charlotte Meixner, Jennifer Franz

ISBN 978-3-88020-689-2

Alle Rechte vorbehalten
Das Werk und seine Teile sind urheberrechtlich geschützt. Jede Nutzung bedarf der schriftlichen Zustimmung des Verlages. Nachdrucke, Fotokopien, elektronische Speicherung oder Verbreitung sowie Bearbeitungen – auch auszugsweise – sind ohne diese Zustimmung verboten! Verstöße können Schadensersatzansprüche auslösen und strafrechtlich geahndet werden.

© 2020 EDITION CZWALINA
FELDHAUS VERLAG GmbH & Co. KG
Postfach 73 02 40
22122 Hamburg
Telefon +49 40 679430-0
Fax +49 40 67943030
post@feldhaus-verlag.de
www.feldhaus-verlag.de

Druck und Verarbeitung: WERTDRUCK, Hamburg

Bibliografische Information der Deutschen Nationalbibliothek
Die Deutsche Nationalbibliothek verzeichnet diese Publikation in der Deutschen Nationalbibliografie; detaillierte bibliografische Daten sind im Internet über http://dnb.d-nb.de abrufbar.

Inhalt

Vorwort 9

HANNES BAUMANN, CHARLOTTE MEIXNER, ANNIKA FENGER & BETTINA WOLLESEN
  Steigerung der präadoleszenten körperlichen Aktivität 11

UTA LINDEMANN, IRIS PAHMEIER & MICHAEL BRAKSIEK
  Gesundheits- und Bewegungsförderung in der Schule 17

OLIVER VOGEL, JAN WILKE, MAIKE STEINMANN & LUTZ VOGT
  Der „Lifetime Leisure Physical Activity Questionnaire" zur subjektiven
  Erfassung des Lebenszeit-Aktivitätsverhaltens 29

TOBIAS FLEUREN, ANNIKA FRAHSA, ZSUZSANNA MAJZIK & ANSGAR THIEL
  Partizipative Netzwerkanalyse: Bewegungsförderung am Beispiel der
  Gesundheitsregion^{plus} Erlangen-Höchstedt und Erlangen 37

NILS SCHUMACHER, MIKE SCHMIDT, JUAN J. MONTERO-RODRIGUEZ, WOLFGANG
KRAUTSCHNEIDER, RÜDIGER REER & KLAUS-MICHAEL BRAUMANN
  SMOLKI: Entwicklung eines innovativen Sensors zum Monitoring von Laktat im
  Körperschweiß 43

JULIA GRÄF, KERSTIN LÜDTKE & BETTINA WOLLESEN
  Reduktion von Nackenbeschwerden durch Arbeitsplatzoptimierung bei
  Prüftätigkeiten in einem industriellen Setting 49

JULIA GRÄF, MYRIAM DRIES-WEGENER, KERSTIN LÜDTKE & BETTINA WOLLESEN
  Reduktion physiologischer Belastungsfaktoren durch ergonomische Arbeitsplatzveränderungen an einen Prüfarbeitsplatz in der Fertigungsindustrie 56

TIM SCHUBERT, ANDREAS ARGUBI-WOLLESEN & ROBERT WEIDNER
  Entwicklung und biomechanische Überprüfung einer aktiven und weichen Sprung-
  gelenksorthese für Patienten mit Fußheberschwäche: eine Pilotstudie 62

DANIEL JÄGER, JULIA GRÄF, ANDREAS ARGUBI-WOLLESEN & BETTINA WOLLESEN
  Validierung des ergoscan zur Erkennung nicht ergonomischer Sitzhaltungen am
  Bildschirmarbeitsplatz 68

MANUELA PREUß, PETER PREUß, GEORG RUDINGER & HANS-GEORG PREDEL
Bewegungsverhalten und sportliche Aktivität im universitären Setting 74

JESSICA HELTEN, SASCHA HOFFMANN, JULIA VON SOMMOGGY, JULIKA LOSS, CLAAS CHRISTIAN GERMELMANN & SUSANNE TITTLBACH
Smart Moving: Bewegungs- und Sitzverhalten von Studierenden 80

THOMAS CORDES & BETTINA WOLLESEN
Bewegungsinterventionen zur Förderung der Alltagsfunktionalität für nicht-gehfähige Bewohner/innen in der stationären Altenpflege 86

CAROLIN GUTSCH & BETTINA WOLLESEN
Entwicklung von Bewegungsinterventionen für Altenpflegekräfte unter Berücksichtigung des Arbeitsbewältigungsverhaltens 92

ANN-KATHRIN OTTO & BETTINA WOLLESEN
Evaluation eines Präventionsprogramms zur Vermeidung und Reduktion muskuloskelettaler Erkrankungen bei Pflegekräften 98

LAURA L. BISCHOFF, ANN-KATHRIN OTTO, CAROLIN GUTSCH & BETTINA WOLLESEN
Bewegungsinterventionen zur Reduktion von Stress bei Gesundheitsfachpersonal – ein systematisches Review 104

KATHRIN RANDL & GERD THIENES
Einfluss eines HIIT-Trainings auf das Wohlbefinden bei Erwachsenen unter Berücksichtigung des Aktivitätsniveaus 111

STEFANIE SCHÜLER-HAMMER, YVONNE DEURER, CLAUDIA HILDEBRAND & ALEXANDER WOLL
Konzeption, Implementation und Evaluation der Bewegungskurzintervention Aktivpause-Plus als Maßnahme zur Steigerung des Aktivitätsverhaltens am Arbeitsplatz 117

ROBERT RUPP & CHIARA DOLD
„Kopf-Stehen": Entwicklung und Implementierung einer Mehrebenen-Intervention zur Reduzierung sitzenden Verhaltens von Studierenden im Hochschulkontext 123

FRANZISKA KRAMER, SARAH LABUDEK, CARL-PHILIPP JANSEN, CORINNA NERZ, LENA FLEIG, LINDY CLEMSON, CLEMENS BECKER & MICHAEL SCHWENK
Entwicklung, Design, und Pilotierung eines Gruppenkonzepts zum „Lifestyle-integrated Functional Excercise" (Life) 129

SILVIAN RUDNIK, ALESSANDRO GULBERTI, HANNA BRAASS, CHRISTIAN GERLOFF, MONIKA PÖTTER-NERGER & BETTINA WOLLESEN
  Einfluss eines Dual-Task Trainings auf das gesundheitliche Wohlbefinden bei Patienten mit Morbus Parkinson ... 137

Verzeichnis der Autorinnen und Autoren ... 145

Vorwort der dvs-Kommission Gesundheit

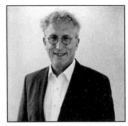

Sehr geehrte Damen und Herren,

rückblickend auf die Jahrestagung der dvs-Kommission Gesundheit, die vom 04.-06.04.2019 in Hamburg unter dem Motto „Interdisziplinäre Forschung und Gesundheitsförderung in Lebenswelten – Bewegung fördern, vernetzen, nachhaltig gestalten" stattfand, freuen wir uns in diesem Band der dvs Schriftenreihe Beiträge der Tagung zusammenfassen zu dürfen.

In vier Hauptreferaten, 16 Arbeitskreisen, zwei Postersessions und zwei Satellitensymposien präsentierten und diskutierten Wissenschaftler/innen in insgesamt über 110 Beiträgen ihre neusten Forschungsergebnisse in verschiedenen Bereichen der Gesundheitsförderung mit und durch Bewegung in unterschiedlichen Lebenswelten. Besonderes Augenmerk wurde zudem nicht nur auf die Präsentation der neusten Entwicklungen und Forschungstendenzen gelegt, sondern auch auf die Vernetzung verschiedener Wissenschaftszweige. Die in 16 Arbeitskreisen eingeteilten knapp 90 Einzelvorträge beschäftigten sich mit zwei Schwerpunktthemen: Ein großer Teil der Arbeitskreise beleuchtete dabei die Möglichkeiten der Bewegungs- und Gesundheitsförderung in verschiedenen Settings und Lebenswelten: Maßnahmen für einzelne Altersgruppen (Kinder und Jugendliche, Erwachsene und Senioren) wurden genauso in den Blick genommen, wie die jeweils spezifischen Settings (z. B. Schule, Universität, Berufsleben, Seniorenheim), in denen die Interventionen durchgeführt wurden. Auch kamen Förderkonzepte und Bedarfsanalysen zur Sprache, welche die individuellen Bedürfnisse in der Bewegungsförderung erfassten und dadurch das Themenfeld abrundeten. Den zweiten Schwerpunkt bildete die fortschreitende Digitalisierung, deren künftige Chancen und Risiken für die Bewegungs- und Gesundheitswissenschaften diskutiert wurden. Vorgestellt wurden neben Diagnose- und Assessmentverfahren, auch motivationale Aspekte der individualisierten (digitalen) Gesundheitsförderung sowie die Möglichkeiten integrativer Entwicklungen von Unterstützungssystemen. In zwei Postersessions mit je sieben Posterpräsentationen diskutierten Referent/innen die motivationalen Bedürfnisse und digitalen Chancen für die sportlich-körperliche Aktivität bei Jugendlichen sowie Bewegungsmaßnahmen für Patienten mit chronischen Krankheiten und am Arbeitsplatz. Wir freuen uns auch über die verschiedenen Satellitenveranstaltungen, die mit der Techniker Krankenkasse und der Deutschen Gesellschaft für Sportmedizin und Prävention – Deutscher Sportärztebund (DGSP) durchgeführt wurden.

In diesem Sinne bedanken wir uns an dieser Stelle bei allen Autoren für ihre inspirierenden Beiträge sowie allen Teilnehmer/innen und Mitwirkenden der Tagung für einen sehr gelungen Kongress.

Hamburg, März, 2020
Prof. Dr. Alexander Woll

HANNES BAUMANN, CHARLOTTE MEIXNER, ANNIKA FENGER & BETTINA WOLLESEN

Steigerung der präadoleszenten körperlichen Aktivität durch Gesundheitsapps für Familien

Einleitung

Die Prävalenz für unzureichende körperliche Aktivität bei Jugendlichen beläuft sich global gesehen auf 80% und stellt eine der wesentlichen Ursachen für das Auftreten von nicht übertragbaren Krankheiten, wie z. B. Adipositas in späteren Lebensjahren, dar (WHO, 2018).

Als zentrale Risikofaktoren für eine unzureichende körperliche Aktivität bei Jugendlichen werden mitunter der Medienkonsum, ein Mangel an Motivation und das familiäre Umfeld angeführt (Bauman et al., 2012). Im Rahmen der großflächig angelegten MoMo Studie fanden Spengler, Mess & Woll (2015) jedoch keine Korrelation zwischen einem erhöhten Medienkonsum und Bewegungsmangel. Ausgehend von diesen Ergebnissen schlussfolgern die genannten Autoren, dass körperliche Aktivität und Medienkonsum bei Jugendlichen nicht miteinander konkurrieren. Zudem konnten Hieftje et al. (2013) im Rahmen eines systematischen Reviews zeigen, dass mediengestützte Gesundheitsförderungsmaßnahmen hilfreich sein können, um positive Verhaltensänderungen herbeizuführen. Albrecht (2016) zieht aus seinen Analysen zudem den Schluss, dass digitale Interventionen die körperliche Aktivität von Jugendlichen erhöhen.

Die Nutzung von digitalen Anwendungen beinhaltet weiterhin die motivationalen Anreize für Jugendliche. So konnten beispielsweise Ernsting und Dombrowski (2017) zeigen, dass sich die Motivation für die Teilnahme an gesundheitsförderlichen Maßnahmen erhöht, wenn Gesundheitsapps zum Einsatz kommen. Wesentlich seien dabei die Qualität und Originalität der Inhalte. Diesbezüglich postuliert die Weltgesundheitsorganisation, dass die Nutzung von zielgruppenspezifischer Kommunikation und individuellem Gesundheitstracking die inhaltliche Qualität von digitalen Interventionen verbessert (WHO, 2019). Digitale Technologien sind eine potentielle Maßnahme, um eine möglichst breite Bevölkerungsschicht und vor allem junge Menschen ansprechen zu können (Anderson et al., 2017). Den genannten Autoren zufolge sind digitale Medien, nach Schule und Eltern, das wichtigste Medium der Wissensvermittlung. Den ersten Kontakt mit Medien haben Kinder bereits im Alter von vier Monaten und 51% der 6- bis 13-Jährigen nutzen bereits ein Smartphone (Kaczmirek & Chalupa, 2018). Hinsichtlich des familiären Umfeldes als Risikofaktor für unzureichende körperliche Aktivität bei Jugendlichen kann vor allem das elterliche Bewegungsverhalten die körperliche Aktivität der Jugendlichen prädiktieren (Bauman et al., 2012). Es ist beispielsweise sehr wahrscheinlich, dass Kinder mit sich unzureichend bewegenden Eltern dieses Verhalten in ihrem späteren Leben adaptieren. Ein stabiles familiäres Umfeld,

welches bewegungsförderliche Anreize bietet, könnte somit dem Bewegungsmangel bei Jugendlichen entgegenwirken (Rhee, 2008).
Die oben angeführten Studien legen die Nutzung von Gesundheitsapps für die Förderung von körperlicher Aktivität bei Jugendlichen nahe, wobei diese über das soziale Umfeld der Familie am ehesten erreicht werden könnten. Arbeiten zur Evidenz der bereits am digitalen Gesundheitsmarkt vorhandenen 117 Apps im Bereich Prävention und Gesundheitsförderung existieren jedoch bisher nicht (Hoffman et al., 2019). Auch fehlt in digitalen Gesundheitsförderungsangeboten bisher die Integration theoriebasierter Elemente und Verhaltensänderungstechniken (BCT's) zur Steigerung der körperlichen Aktivität bei Jugendlichen (Schoeppe et al., 2017). Aus diesem Grund soll in dieser Studie eine qualitative Bedarfs- und Anforderungsanalyse für die Nutzung von Gesundheitsapps im familiären Kontext durchgeführt werden. Dabei stehen zwei Fragestellungen im Fokus:
Unter welchen Bedingungen und Nutzungskontexten ließe sich die Integration einer Gesundheitsapp in den familiären Alltag gewährleisten?
Welche persönlichkeits- und altersspezifischen Aspekte der Zielgruppe und welche inhaltlichen Schwerpunkte sind für die Nutzung von Gesundheitsapps im familiären Umfeld relevant?

Methode

Studiendesign

Um die familiären Bedürfnisse in Bezug auf Gesundheitsapps zu erfassen, wurden sowohl Eltern als auch Jugendliche separat im Rahmen einer qualitativen Studie befragt. Der Vorteil dieses Vorgehens besteht darin, dass altersspezifische Abweichungen der Bedürfnisse vorgenommen werden können und die Nutzungszielgruppe genauer analysiert werden kann. Dafür wurde mit den Eltern ein Telefoninterview durchgeführt und für die Jugendlichen mehrere Fokusgruppenworkshops veranstaltet. Um eine Vergleichbarkeit der Interviews zu gewährleisten, wurden sowohl für die Jugendlichen, als auch für die Eltern halbstrukturierte qualitative Verfahren angewandt.

Probanden

Insgesamt 3000 Eltern aus Hamburg wurden über die Datenbank einer deutschen Krankenversicherung mit einer elektronischen Anfrage kontaktiert, wovon sich n = 40 (♂ = 15, ♀ = 25) zur freiwilligen Teilnahme an einer telefonischen Befragung bereiterklärten. Um die Jugendlichen zu befragen, fand eine Kooperation mit einer Gesamtschule aus dem Raum Hamburg statt. Insgesamt wurden n = 120 (♂ = 60, ♀ = 60) Schülerinnen und Schüler in drei Fokusgruppen und einem didaktisch und methodisch aufbereitetem Lernumfeld befragt (jeweils zwei Klassen aus dem 5. Jahrgang (10-12 Jahre), dem 7. Jahrgang (12-14 Jahre) und dem 9. Jahrgang (14-16 Jahre) dieser Schule). Weitere Soziodemografische Parameter der befragten Personen wurden aus Datenschutzgründen nicht erhoben.

Messinstrumente
Das Telefoninterview mit den Eltern war vorstrukturiert. So stellten die Interviewer im ersten Teil des Interviews Fragen zu eigenen gesundheitlichen Zielen und gesundheitlichen Problemen. Der zweite Abschnitt fokussierte primär die familiären Aktivitäten und Interaktionen. Im dritten und letzten Abschnitt wurden zuletzt Fragen zu Vorerfahrungen und bevorzugten Inhalten von Gesundheitsapps gestellt. Über gezielte Formulierung inhaltlicher Fragestellungen war zudem eine implizite Persönlichkeitsanalyse der Probanden nach Kuhl (2001) möglich. Die Fokusgruppenbefragung wurde in fünf Einheiten unterteilt: Als erstes wurde ein kurzer Fragebogen zur Persönlichkeitsanalyse ausgefüllt, als zweites eine Mentimeter-Umfrage im Plenum durchgeführt, als drittes ein Placemate in Kleingruppen bearbeitet, als viertes eine kreative Appgestaltung in Einzelarbeit gestaltet und als fünftes eine Meinungsabfrage in Form einer Positionslinie mit der ganzen Klasse gemacht. Die Befragung fand in der regulären Schulzeit im Rahmen der Projekttage vor den Zeugnisferien statt, sodass keine Unterrichtszeit entfiel. Der Workshop wurde von wissenschaftlichen Mitarbeiter/innen der Universität Hamburg durchgeführt und vom pädagogisch ausgebildeten Personal der Schule begleitet.

Statistische Analysen
Beide Teilstudien wurden zu einem späteren Zeitpunkt in MAXQDA Analytics Pro (Verbi Software, 2016) zusammengeführt und mit der qualitativen Inhaltsanalyse nach Mayring (2015) ausgewertet. Für die Codierung wurde ein Code-System verwendet, um eine standardisierte Auswertung zu ermöglichen. Die Anonymisierung der personenbezogenen Daten wurde im Rahmen dieser Studie über die Generierung eines alphanumerischen und individuellen Codeworts sichergestellt.

Ergebnisse

Zentrale Ergebnisse der Telefoninterviews mit den Eltern (N = 40):
Der Sozialisationsort Familie wurde von 73% der Befragten als gesundheitsförderliches Umfeld mit positiven Entwicklungsoptionen für Jugendliche wahrgenommen. Gesundheitliche Impulse für den familiären Alltag gehen den Angaben zur Folge meist von einer dominant agierenden Person in der Familie aus.
Die befragten Personen gaben an, im Durchschnitt fast dreißig Stunden pro Woche mit ihrer Familie zu verbringen. Zwei Drittel der Probanden gab zudem an, diesen Wert erhöhen zu wollen.
Die Handlungsfelder Bewegung und Ernährung wurden von den Probanden als wesentliche Inhalte für die Entwicklung einer Gesundheitsapp eingestuft.
Mehr als 60% der Eltern würden trotz einer bisher geringen Nutzung von Apps im Bereich Gesundheit eine individualisierbare Gesundheitsapp in ihren familiären Alltag integrieren.
54% der Probanden gaben an, eine Steigerung der körperlichen Aktivität zu präferieren und 25%, eine gesündere Ernährung anzustreben.

18 der 40 Probanden präferierten eher eine Interventionsbezogene Nutzung (z. B. mehrere Monate) als eine Dauernutzung.

Eine Differenzierung der Inhaltsvorstellungen nach der Persönlichkeit der Probanden ließ erkennen, dass verschiedene Persönlichkeitstypen spezifische Präferenzen für Appinhalte haben. So werden in der Stichprobe Verhaltensänderungstechniken beispielweise von Menschen mit einer persönlichen Informationsverarbeitung präferiert und von Personen mit einer selektiven Informationsaufnahme eher abgelehnt.

Die Probanden zeigten eine spezifisch individuelle Vorstellung darüber, wie die Inhalte einer App gestaltet sein könnten. So sollte die App den Angaben der Probanden nach zu urteilen beispielsweise die Handlungsfelder Bewegung und Ernährung miteinander verbinden und innerfamiliäre Vergleiche ermöglichen.

Zentrale Ergebnisse der Fokusgruppeninterviews mit den Jugendlichen (N = 120):

- Schülerinnen und Schüler im Alter von 10-14 Jahren zeigten sich offen für Aktivitäten mit den Eltern. Die Frequenz der genannten Aktivitäten mit den Eltern in der Altersgruppe von 14-16 Jahre war geringer als bei jüngeren Probanden.
- Pokémon Go, TikTok und YouTube waren bei den Fünftklässlern die am häufigsten genutzten Apps im Bereich Gesundheit, da sie die Aspekte Sport, Spaß, Kommunikation und Entspannung miteinander verbinden.
- In den höheren Klassenstufen wurden native Gesundheitsapps (Samsung Health oder Apple Health), Apps mit Integration sozialer Medien, Fitnessapps und Apps mit kompetitiven Inhalten häufiger genutzt als in den niedrigeren Klassenstufen.
- Bei den Jugendlichen dominierten über alle drei Klassenstufen hinweg die Handlungsfelder Bewegung und Ernährung für eine potentielle Gesundheitsapp.
- Als gemeinsamen Aktivitäten mit ihren Eltern gaben die Jugendlichen zu 90% an, spazieren zu gehen, Fahrrad zu fahren, Schwimmen zu gehen, zu Joggen, zu Kochen und gemeinsam essen zu gehen.

Diskussion

Ziel dieser Studie war eine qualitative Bedarfs- und Anforderungsanalyse für die Nutzung von Gesundheitsapps im familiären Kontext. Die Analyse zeigte, unter welchen Bedingungen und Nutzungskontexten sich die Integration einer Gesundheitsapp in den familiären Alltag gewährleisten ließ. Weitere Auswertungen legten nahe, welche persönlichkeits- und altersspezifische Zielgruppe und welche inhaltlichen Schwerpunkte für die Nutzung von Gesundheitsapps im familiären Umfeld in Frage kämen. Die Ergebnisse zeigen, dass die Integration einer Gesundheitsapp in den familiären Alltag am wahrscheinlichsten ist, wenn die Anwendung Bewegung und Ernährung adressiert und über einen Interventionszeitraum (von z. B. 12 Wochen) erfolgt. Zudem ist eine geringe kontinuierliche Nutzungsdauer förderlich. Die Ursache für diese zeitlichen Angaben liegt vermutlich darin, dass Zeit im Familienleben aufgrund von multiplen Aufgaben in allen Lebensbereichen eine limitierende Ressource ist (Rhee,

2008). Dennoch stellt die Integration einer Gesundheitsapp in das familiäre Umfeld den Angaben der befragten Personen zur Folge eine gewünschte Erweiterung zu bisherigen gesundheitlichen Interventionen dar. Jedoch unterscheiden sich die inhaltlichen Interessenschwerpunkte basierend auf der Altersgruppe der Kinder und der Persönlichkeitsstruktur der Erwachsenen.

Besonders präadoleszente Probanden von 10-14 Jahren zeigten Interesse an der familiären Integration einer Gesundheitsapp. Folglich entsteht für diese Altersgruppe vermutlich eine höhere Nutzungsmotivation, welche eine Steigerung der körperlichen Aktivität und eine langfristige Verhaltensänderung zur Folge hätte. Diese Vermutung wird gestützt durch die Ergebnisse des Reviews von Schoeppe et al. (2017), die aufzeigten, dass die Nutzung von einigen Gesundheitsapps die tägliche Aktivitätszeit von Kindern langfristig erhöht. In Ergänzung zu bisherigen Studien identifizierte die hier dargestellte Untersuchung die spezifische Altersgruppe, in der eine familiäre Appnutzung am erfolgversprechendsten ist. Bei der Entwicklung einer Gesundheitsapp für Familien sollte daher eine Zielgruppenanalyse durchgeführt und entsprechende Differenzierungen der Appinhalte nach Alter und persönlichen Präferenzen berücksichtigt werden. Ferner gaben die Jugendlichen Probanden an, nur wenige gemeinsame familiäre Aktivitäten mit ihren Eltern zu unternehmen. Hinzu kommt, dass die Eltern die Entscheidungen über gesundheitliche Vorgehensweisen treffen. Die geringe gemeinsame Schnittmenge an Aktivitäten zwischen den Eltern und Jugendlichen erschwert die inhaltliche Ausgestaltung.

Die Schwierigkeit bei der Appentwicklung besteht also darin, diese Diskrepanz zwischen den Angaben der Eltern und denen der Jugendlichen im Rahmen der innerfamiliären Nutzung einer Gesundheitsapp zu adressieren. Weitere Studien sollten deshalb Inhalte für Gesundheitsapps identifizieren, die bei Eltern und Kindern im Alter von 10-14 Jahren gleichermaßen Interesse hervorrufen. Zudem könnten quantitative Befragungen ermitteln, über welche Ansprache möglichst alle Persönlichkeitstypen und Altersgruppen innerhalb einer Familie motivational erreichbar sind. Die Differenzierung von Appinhalten für verschiedene Persönlichkeitstypen wäre eine Möglichkeit, um heterogene Nutzungsgruppen differenzierter anzusprechen.

Zusammenfassend lässt sich sagen, dass die Eltern ein großes Spektrum an Ideen über potenzielle Inhalte haben, persönlichkeitsspezifische Präferenzen aufweisen und dazu gewillt sind, eine App zusammen mit ihren Kindern zu nutzen. Anders als die Eltern, gaben die Jugendlichen ein geringes Interesse an gemeinsamen Gesundheitsaktivitäten an. Auch zeigen die Ergebnisse altersspezifische Präferenzen. Dies erlaubt die Identifikation von präadoleszenten Personen zwischen 10 und 14 Jahren als primäre Nutzungszielgruppe für die familiäre Gesundheitsapps.

Literatur

Albrecht, U.-V. (2016). Kapitel Rationale. In U.-V. Albrecht (Hrsg.), *Chancen und Risiken von Gesundheits-Apps (CHARISMHA)* (S. 2–6.). Medizinische Hochschule Hannover, urn:nbn:de:gbv:084-16040811167. http://www.digibib.tu-bs.de/?docid=60002

Allender, S., Cowburn, G., & Foster, C. (2006). Understanding participation in sport and physical activity among children and adults. *Health Education Research, 21*, 826–835.

Anderson, C. A. & Plante, C. (2017). Media, Violence, Aggression, and Antisocial Behavior: Is the Link Causal? In P. Sturmey (Ed.), *The Wiley handbook of violence and aggression* (Volume 1) (pp. 1–12). Chichester: Wiley Blackwell.

Bauman, A. E., Reis, R. S., Sallis, J. F., Wells, J. C., Loos, R. J. F., & Martin, B. W. (2012). Correlates of physical activity: why are some people physically active and others not? *The Lancet, 380*(9838), 258–271.

Ernsting, C., & Dombrowski, S. U. (2017). Using Smartphones and Health Apps to Change and Manage Health Behaviors: A Population-Based Survey. *Journal of Medical Internet Research, 19*(4), 101.

Hieftje, K., Edelman, E. J., Camenga, D. R., & Fiellin, L. E. (2013). Electronic media-based health interventions promoting behavior change in youth: A systematic review. *JAMA Pediatrics, 167*(6), 574–580.

Hoffmann, A., Tiemann, M., & Bös, K. (2019). Digitale Bewegungsangebote – Bestandsaufnahme, Qualitätskriterien, Perspektiven. *Prävention und Gesundheitsförderung, 14*(1), 60–68.

Kaczmirek, L., & Chalupa, J. (2018). Datenquellen und Standarduntersuchungen zur Online-Kommunikation. In W. Schweiger & K. Beck (Eds.), *Springer Reference Sozialwissenschaften. Handbuch Online-Kommunikation* (S. 1–20). Wiesbaden: Springer.

Kuhl, J. (2001). *Motivation und Persönlichkeit: Interaktionen psychischer Systeme*. Göttingen: Hogrefe Verl. für Psychologie.

Rhee, K. (2008). Childhood Overweight and the relationship between Parent Behaviors, Parenting Style, and Family Functioning. *The American Academy of Political and Social Science, 615*(1), 11–37.

Schoeppe, S. et al. (2017). Apps to improve diet, physical activity and sedentary behaviour in children and adolescents: a review of quality, features and behaviour change techniques. *The International Journal of Behavioral Nutrition and Physical Activity, 14*(1), 83.

Spengler, S., Mess, F., & Woll, A. (2015). Do Media Use and Physical Activity Compete in Adolescents? Results of the MoMo Study. *PLoS one, 10*(12), 1-14.

VERBI Software. (2016). *MAXQDA Analytics Pro Computer Programme*. Berlin: Germany: VERBI

World Health Organisation (2018). Physical activity: Levels of insufficient physical activity. Retrieved from 06.04.2020 under https://www.who.int/news-room/fact-sheets/detail/physical-activity

World Health Organization. (2019). WHO Guideline: recommendations on digital interventions for health system strengthening. Genf: WHO.

UTA LINDEMANN, IRIS PAHMEIER & MICHAEL BRAKSIEK

Gesundheits- und Bewegungsförderung als Beitrag zum Qualitätsmanagement von Schulen

Einleitung

Gesundheitsbezogene Einstellungen und Verhaltensmuster, die sich in jungen Jahren ausbilden, wirken oftmals bis ins Erwachsenenalter hinein. Daher wird dem Kindes- und Jugendalter im Zusammenhang mit der Förderung einer gesundheitsbewussten Lebensweise eine große Bedeutung beigemessen.
Neben der Familie ist die Schule die relevante Lebenswelt, in der Gesundheitsförderung als Persönlichkeitsentwicklung stattfinden kann (Lindemann & Braksiek, 2018). Gesundheit ist eine zentrale Ressource für die Erreichung des Bildungs- und Erziehungsauftrags von Schule (Dadaczynksi, 2012). Unterschiedliche innovative Konzepte wie „Anschub.de – ein Programm für die gute gesunde Schule" (Bertelsmann Stiftung) seit 2004, „GLL – Gesund Leben Lernen" (Landesverbände der gesetzlichen Krankenkassen und Landesvereinigung für Gesundheit und Akademie für Sozialmedizin Niedersachsen e. V.), seit 2003, zur schulischen Gesundheitsförderung durch Sport und Bewegung für alle am Schulleben beteiligten Gruppen tragen diesen Erkenntnissen Rechnung (Pahmeier & Tiemann, 2013).
Prävention und Gesundheitsförderung stellen für Schulen kein zusätzliches, vom Schulauftrag losgelöstes Aufgabenfeld dar. Vielmehr leisten sie einen Beitrag zur Erreichung von Bildungserfolgen und zur Steigerung der Schulqualität (Paulus, Schumacher, Sieland, Burrows, Rupprecht, & Schwarzenberg, 2014).
Auch in NRW findet sich eine große Zahl an Maßnahmen und Instrumenten der Qualitätsarbeit wieder, die als Beispiele dienen können, wie Sport und Bewegung einen Beitrag zur Gesundheitsförderung leisten können (Lindemann & Pahmeier, 2011). Zwei ausdifferenzierte Konzepte, die als Kernidee die salutogene Schule (Antonovsky, 1997) verfolgen, stechen dabei heraus: Bei der *Landesauszeichnung Bewegungsfreudige Schule* handelt es sich um einen vom Land NRW ausgelobten Wettbewerb (Laufzeit 2004-2010) für alle Schulformen zur Umsetzung des gleichnamigen Handlungsprogramms des Landes. Träger waren hier die Unfallkasse NRW, das Ministerium für Schule und Weiterbildung NRW (MSW), die BKK und die AOKn Nord-West und Rheinland/Hamburg. Im Gegensatz dazu entwickeln in der seit 2009 bestehenden Initiative der AOK Rheinland Hamburg und des Ministeriums für Schule und Bildung NRW Fit durch die Schule (FddS), weiterführende Schulen selbständig Ideen und Konzepte, um passgenaue, außerunterrichtliche bewegungsfördernde Angebote für ihre Schule auf den Weg zu bringen.
Beide Maßnahmen wurden von Beginn an wissenschaftlich begleitet, wobei das Ziel der Evaluation jeweils darin bestand, ein wissenschaftlich fundiertes Bewertungskonzept sowie Interventions- und Steuerungsinstrument zu erarbeiten und zu begründen, um

die pädagogische Qualität von Handlungsprozessen und Lernarrangements zu verbessern. Dies soll mithilfe von Handlungsleitfäden und der Entwicklung von (Selbst-) Evaluationsinstrumenten möglich gemacht werden.
Im ersten der folgenden zwei Beiträge wird der Fokus auf ausgewählten Evaluationsergebnissen des Durchgangs 2010 der Landesauszeichnung Bewegungsfreudige Schule liegen. Der zweite Beitrag befasst sich mit deskriptiven Ergebnissen der Initiative Fit durch die Schule der Durchgänge 2009 bis 2019.

Die Landesauszeichnung Bewegungsfreudige Schule NRW

Die *Landesauszeichnung Bewegungsfreudige Schule NRW* war ein Schulwettbewerb, in dem jene Schulen ausgezeichnet wurden, die die Leitidee der Bewegungsfreudigen Schule (BfS) unter den jeweils vorfindlichen Rahmenkontexten engagiert umsetzen.
Der erste Durchgang erfolgte 2004 und wurde bis 2010 im zweijährigen Turnus viermal durchgeführt, eine 2015 initiierte Nacherhebung komplettierte die Datenlage. Was nun genau zum Konzept der Bewegten Schule gehört ist nur schwer in eine allgemeingültige Definition zu fassen. Allein die unterschiedlich verwendeten Begrifflichkeiten verdeutlichen dies: Bewegte Schule, Bewegungsfreundliche Schule, Bewegungsfreudige Schule. Die gemeinsame Grundannahme besteht darin, dass Schulen bewegungsfreundlich sind bzw. werden sollen (Pahmeier & Lindemann, 2017). So sieht Laging (2000) eine Wurzel der Bewegten Schule in der Schulentwicklung als grundlegendes Prinzip, das Bewegung als Beitrag zur Förderung der kindlichen Entwicklung, zum erfahrungs- und handlungsorientierten Lernen und zur Profilierung von Schule begreift. Der umfassendere Begriff wäre demnach die Bewegungsfreudige Schule, der sich auch als Titel für die Landesauszeichnung in NRW durchgesetzt hat. Die Bewegungsfreudige Schule (BfS) ist kein standardisiertes Konzept, sondern verfolgt eine gemeinsame Grundidee mit Schwerpunkten und Anregungen, die den individuellen Voraussetzungen und Rahmenbedingungen der jeweiligen Schule angepasst werden müssen. Sie umfasst das gesamte soziale System Schule, in das die Schülerinnen und Schüler, die Lehrkräfte, die Eltern sowie die Schulleitung mit einbezogen sind.
Trotz unterschiedlicher wissenschaftlicher Begründungs- und Rechtfertigungsmuster sind die Aktivitäten zum Thema Bewegte Schule in der Umsetzung (zwar mit unterschiedlicher Akzentuierung) ganz ähnlich, nämlich: Bewegter Unterricht mit der Untergliederung in Bewegtes Sitzen, Bewegungspausen und Bewegtes Lernen im Fachunterricht als auch im fächerübergreifenden Unterricht (Thiel, Teubert & Kleindienst-Cachay, 2002), Bewegte Pause (Klupsch-Sahlmann, 1997; Müller, 2000), bewegter Schulsport sowie bewegter Sportunterricht (Laging, 2017).
Für Nordrhein-Westfalen haben Kottmann, Küpper und Pack (2005) ein Handlungsprogramm entwickelt und begründet, das als ein Schulentwicklungsansatz für eine gute gesunde Schule gilt und die Idee verfolgt, Impulse zu geben, Schulen bewe-

gungsfreundlicher und das Leben und Lernen der Schülerinnen und Schüler bewegungsfreudiger zu gestalten. Es bildet mit seinen Organisations- und Handlungsfeldern Grundlage der Landesauszeichnung Bewegungsfreudige Schule.
Jeder Bewerbungsdurchgang bestand aus nachfolgenden Schritten:
Bei allen vier Durchgängen der Landesauszeichnung erfolgte das Bewerbungsverfahren für Schulen zunächst durch das Ausfüllen eines Online-Fragebogens, der in neun Bereiche aufgeteilt war: Schuldaten, Schulorganisation, Ausstattung, Fortbildung, Information/Kommunikation, Handlungsfelder (Unterricht, Sportunterricht, Pause, Diagnostik und kompensatorischer Sport, Arbeitsgruppen, Klassenfahrten und Wandertage, themenbezogene Angebote), Kooperation, Evaluation und Ganztag. Diese wurden jeweils durch mehrere Items erfasst und dann mittels Punktzuweisungen gewertet. Der Bogen fragt damit Qualitätsmerkmale einer guten Bewegten Schule ab. Auf dieser Basis entstand ein Qualitätsranking. Die nach Punkten 50 besten Schulen wurden zudem zum Einreichen von Kurzpräsentationen aufgefordert. Anschließend folgte ein Besuch der potentiellen Hauptpreisträger und Sonderpreisträgerschulen.

Für die Durchgänge 2008 und 2010 stand für das Projekt und damit für die Entwicklung des Fragebogens die Frage im Vordergrund, inwieweit die Umsetzung der BfS einen Beitrag zur Qualitätsentwicklung der Schule leisten kann. Dazu wurde das vom MSW entwickelte Qualitätstableau für die Qualitätsanalyse an Schulen in Nordrhein-Westfalen an unterschiedliche Frageblöcke angelegt. Das Qualitätstableau bietet einen Bezugsrahmen für die externe Evaluation von Schulqualität, gibt aber auch Impulse für die interne Evaluation. Der Fragebogen stellt somit in einzigartiger Weise einen Leitfaden dar, anhand dessen sich die Schulen zunächst selbst daraufhin überprüfen konnten, inwieweit das Konzept einer BfS bei ihnen schon umgesetzt werden konnte.

Neben dieser eigentlichen Bestimmung des Wettbewerbs liefert die Onlinebefragung umfangreiche Schuldaten für die wissenschaftliche Auswertung.

Methode

Insgesamt wurden N = 354 Fragebögen ausgewertet, davon 201 aus Grundschulen, 15 aus Hauptschulen, 20 aus Realschulen, 28 aus Gymnasien, 19 aus Gesamtschulen, 13 aus Berufskollegs sowie 57 aus Förderschulen. Diese Verteilung entspricht der Verteilung der Schulformen in NRW im Jahr 2010 weitgehend.

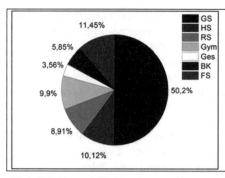 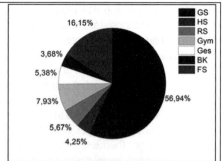

Abb.1. Schulformverteilung Landesauszeichnung.   Abb. 2. Schulformverteilung NRW 2010.

Die Datenauswertung zu den eigentlichen Handlungsfeldern erfolgte nach Befragungsjahrgängen und bezieht sich in diesem Beitrag auf das Jahr 2010. Als erklärende Variable wurde die Schulform ausgewählt. Als abhängige Variablen wurden aus dem Handlungsfeld Schulorganisation die prozessuale Begleitung des Konzepts seitens eines Koordinators, die Frage des Initiators (Motor), Elemente der BfS sowie deren Thematisierung in diversen Organisationsstrukturen der Schule in Beziehung gesetzt. Zur Analyse der Daten wurden Kontingenztabellen erstellt sowie eine multivariate Varianzanalyse durchgeführt. Da die Anteile an erwarteten Werten, die unter fünf liegen, in allen Kontingenztabellen zu hoch für eine Chi-Quadrat Approximation waren, wurden exakte Tests nach Fisher gerechnet. Als Post-Hoc Test wurde der Test nach Gabriel ausgewählt, da eine ungleichmäßige Verteilung auf den Faktorstufen vorlag. Getestet wurde immer zweiseitig auf einem Signifikanzniveau von 5%.

Ergebnisse

Koordinator für die Bewegungsfreudige Schule

Hinsichtlich der Frage: *Gibt es an Ihrer Schule eine(n) benannte(n) „Koordinator/in" für die „Bewegungsfreudige Schule"?* ergibt die prozentuale Auswertung, dass in allen Schulformen überwiegend eine einzelne Person den Wettbewerb und das Konzept begleitet hat. Mit 89,5% liegen dabei die Förderschulen vorn, gefolgt von Realschulen (85,0%) und gleich aufliegend Grundschulen und Berufskollegs mit 84,6%. Lediglich in 60,7% der Gymnasien findet sich ein/e Koordinator/in.
Die Hypothese auf Prüfung der Unabhängigkeit (p = 0,053) kann zwar nicht verworfen werden. Grundsätzlich geht die Tendenz in der Kreuztabelle jedoch einheitlich in eine Richtung: Alle Schulformen haben häufiger eine/n Koordinator/in als keinen.

Motor für die Bewegungsfreudige Schule

Bei der Frage *„Wer ist an Ihrer Schule der maßgebliche ‚Motor' der „Bewegungsfreudigen Schule?"* konnten mehrere Initiatoren angegeben werden, die Schulleitung, die Sportfachschaft, einzelne (Sport)Lehrer/innen oder Elternvertreter. Die prozentuale

Auswertung identifiziert in den Grund- und Hauptschulen sowie Berufskollegs die Schulleitung mit 85,1-76,9% der Angaben als vorrangige Quelle der Initiierung; in Gymnasien, Gesamtschulen und Berufskollegs sind es zudem mit jeweils über 80% der Nennungen die Sportfachschaften, in den beiden erstgenannten Schulformen zudem die Sportlehrer/innen. Lediglich in den Berufskollegs geht die Initiative bei 69,2% der Schulen auch von anderen Fachlehrer/innen aus. Initiativen seitens der Eltern finden sich darüber hinaus überwiegend (65,7%) in Grundschulen.

Schulorganisation

Im Rahmen des Handlungsfeldes Schulorganisation zentriert der Beitrag den Aspekt Nennung und Konkretisierung von Elementen der BfS im Schulprogramm der jeweiligen Schule. Zu diesen zählen themen- und methodenbezogenes Bewegen im Unterricht, die Intensivierung des außerunterrichtlichen Spiel- und Sportangebots, die Durchführung von Bewegungspausen sowie eine große Pause von mindestens 25 Minuten Länge.

Verankerung im Schulprogramm

Alle Schulformen (bis auf die teilnehmenden Realschulen [20% nein]) geben mit weit über 90% der Nennungen an, das Konzept im Schulprogramm verankert zu haben. Mit Blick auf die weiteren inhaltlichen Elemente kann statistisch abgesichert belegt werden, dass die Schulform und die Nennung des Elementes des themen- und methodenbezogenen Bewegens im Unterricht im Schulprogramm nicht unabhängig voneinander sind ($p < 0,0001$). Haupt- und Realschulen sowie Gymnasien haben dieses Element häufiger nicht in ihrem Schulprogramm, die anderen Schulform hingegen schon. Alle Schulformen haben gleichermaßen häufig das Element der Intensivierung von Spiel- und Sportangeboten im Schulprogramm verankert ($p = 0,541$). Dies ist prozentual betrachtet bei Hauptschulen (80%) am häufigsten und bei Realschulen (60%) am wenigsten häufig der Fall. Hauptsächlich an Grundschulen (88,1%), Förderschulen (71,9%) und Berufskollegs (69,2%) sind Bewegungspausen im Unterricht im Schulprogramm genannt. Besonders auffällig ist, dass dies an Real- und Hauptschulen jedoch nur in 30% bzw. 26,7% der Fälle so ist. Große Pausen sind prozentual am häufigsten in Förderschulen (59,6%) und Gesamtschulen (63,2%) verankert. Alle anderen Schulformen liegen deutlich unter der 50%-Nennung. Dieser Unterschied ist statistisch jedoch nicht abgesichert.

Thematisierung in Schulgremien

Die Häufigkeiten der Thematisierung (*4 = häufig; 1 = nie*) von Bewegungsförderung bzw. Gesundheitsförderung durch Bewegung, Spiel und Sport in den letzten zwei Jahren in verschiedenen Schulgremien in Abhängigkeit der Schulform sind in Abbildung 3 dargestellt.

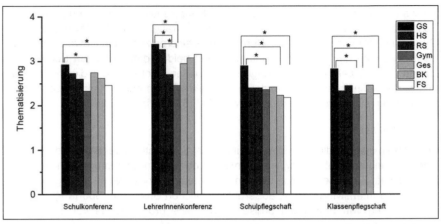

Abb. 3. Thematisierung von Bewegungsförderung bzw. Gesundheitsförderung durch BSS in den letzten zwei Jahren in verschiedenen Schulgremien in Abhängigkeit der Schulform. *p < 0,05.

Die Schulformen unterscheiden sich signifikant in Bezug darauf, ob in den letzten zwei Jahren die Bewegungsförderung bzw. Gesundheitsförderung durch Bewegung, Spiel und Sport Themen bei der Schulkonferenz (F[6,346] = 3,722; p = 0,001; η^2 = 0,061), der Lehrer/innenkonferenz (F[6,346] = 9,826; p < 0,0001; η^2 = 0,146), der Schulpflegschaftssitzung (F[6,346] = 7,474; p < 0,0001; η^2 = 0,115) und der Klassenpflegschaft waren (F[6,346] = 6,152; p < 0,0001; η^2 = 0,096). Die Effektstärken liegen im mittleren Bereich.

Die signifikanten Unterschiede liegen in allen Fällen zwischen den Grundschulen und mindestens zwei anderen Schulformen; eine davon ist immer das Gymnasium. In allen Vergleichen findet die Thematisierung in den Gremien der Grundschulen häufiger statt. So liegen die Werte der Grundschulen auch in allen Fällen über dem Skalenmittel von 2,5; eine Thematisierung findet also immer mindestens eher häufiger statt. Dies ist bspw. bei allen anderen Schulformen in der Schulpflegschaft und der Klassenpflegschaft nicht der Fall; bei Gymnasien sogar nie. In Bezug auf Thematisierung in der Fachkonferenz (nicht in der Abbildung) finden sich keine signifikanten Unterschiede. Hier findet die Thematisierung in allen Schulformen immer eher häufig statt.

Mit Blick auf Lehrer/innenkonferenzen liegen Grundschulen vor Realschulen und Gymnasien. An Gymnasien ist das Konzept am seltensten kommuniziert. Auffällig ist, dass Bewegungsförderung bzw. Gesundheitsförderung durch Bewegung, Spiel und Sport in Klassen- und Schulpflegschaftssitzungen an Grundschulen im Vergleich zu allen anderen Schulformen deutlich häufiger thematisiert wird. Dieses Ergebnis unterstreicht den Fakt, dass Eltern in Grundschulen häufiger als Initiatoren des Konzepts ausgewiesen sind.

Diskussion

Zusammenfassend dokumentiert die ausgewählte Datenanalyse, dass sich Schulformen in Ausprägung und Umsetzung der verschiedenen Handlungsfelder unterscheiden. Die Erkenntnis, dass Grundschulen sich häufig von anderen Schularten unterscheiden, überrascht wenig. Viele der bislang entwickelten Konzepte zur Bewegten Schule sind vorwiegend an und mit Grundschulen entstanden, was „seine Gründe vor allem in der Bedeutung von Bewegung, Spiel und Sport für Kinder in der Weltbegegnung und -auseinandersetzung" (Laging, 2001, S. 1) hat. Das Konzept der BfS trägt jedoch der Tatsache Rechnung, dass mehr Bewegung im Schulalltag für Schülerinnen und Schüler der weiterführenden Schulen ebenfalls wichtig ist und versteht sich (mit unterschiedlichen Schwerpunkten) als Konzept für alle Schulformen und Jahrgänge. Die repräsentative Bewerberlage zeigt, dass diese Idee auch bei den teilnehmenden weiterführenden Schulen angekommen zu sein scheint.

Die Auswertung der vorliegenden Daten des Konzepts der Landesauszeichnung BfS kann differenzierte Impulse für nachhaltige Schulentwicklungsprozesse geben. Das explizite Ziel der Förderung von Schulgesundheit und die Synthese von Qualität sind dabei wichtige Stützen (Kottmann, Küpper & Pack, 2005). Der vorliegende Datenpool ermöglicht nicht nur die Auswertung im Hinblick auf die Schulformen und die einzelnen Handlungsfelder. Im Verlauf der Analyse hat sich ein weiteres Auswertungstool vor dem Hintergrund der Qualitätsdiskussion ergeben, nämlich die Standortbestimmung der Einzelorganisation sowie der Vergleich der Einzelschulen mit anderen Schulen.

Die Initiative Fit durch die Schule

Die Initiative Fit durch die Schule greift den von Altgeld und Kolip (2004) postulierten Ansatz von Gesundheitsförderung in der Schule auf, die Schülerinnen und Schüler, die Lehrkräfte, die Eltern, das nicht unterrichtende Personal sowie das Umfeld mit einzubeziehen, indem sie auf Partizipation fokussiert und Bedingungen formuliert, unter denen die Maßnahmen und Projekte bewilligt werden. Außerdem kann sie mit der Forderung, dass die Maßnahmen im Schulalltag verankert werden müssen, einen Beitrag zur Qualitätssicherung einerseits und zur Schulentwicklung andererseits leisten.

Fit durch die Schule fördert passgenaue, ansprechende und motivierende Angebote sowohl für Bewegungsmuffel als auch für sportlich ambitionierte Kinder und Jugendliche und zielt darauf,

- den Gesundheits- und Fitnessstatus der Kinder und Jugendlichen zu verbessern,
- durch Kooperationen zwischen Schulen und Sportvereinen eine breite Angebotspalette zu sichern,
- die Schülerinnen und Schüler über Spaß und Freude an der Bewegung zu lebenslangem Sporttreiben zu motivieren und zu befähigen,

- mit der Bindung an einen Sportverein, gerade für die Kinder und Jugendlichen, die sonst keinen Zugang fänden, die Bildungs- und Zukunftschancen zu verbessern.

Schulen entwickeln Ideen für ein Konzept zur Bewegungs- und/oder Sportförderung an ihrer Schule. Grundlage dieses Konzepts ist eine vorhergehende Situations- und Bedarfsanalyse der Gegebenheiten an der jeweiligen Schule, und eine konkrete Zielgruppenbeschreibung. Unter dem Dach eines Gesamtprojektes finden sich Maßnahmen und Aktivitäten, an denen sowohl sportliche Schülerinnen und Schüler teilnehmen können als auch diejenigen, die noch keinen Zugang zu regelmäßiger Bewegung gefunden haben. Diese Maßnahmen können z. B. qualifiziert durchgeführte bewegungsfördernde oder breitensportliche Angebote sein und dem Gesamtprojekt, je nach Bedarf, einen (Themen-)Schwerpunkt geben.

Im Laufe des Projekts müssen Strukturen entstehen, die so tragfähig sind, dass eine selbstständige Fortführung der Maßnahmen nach Ende der Projektlaufzeit möglich ist. Schulen steigen nicht in eine bestehende Maßnahme ein, sondern werden selbst kreativ. Dies und eine konsequente Beratung vor und während der Bewerbungsphase unterscheidet die Initiative von anderen.

Die Bewerbung erfolgt online. Ein Fachgremium mit Vertretern der AOK Rheinland/Hamburg, der Wissenschaft und des Ministeriums für Schule und Bildung NRW (MSB) bestimmt unter den gesichteten und vorausgewählten Anträgen die förderungswürdigen. Die Höchstfördersumme für den Projektzeitraum von zwei Jahren beträgt 5.000 €. Nach dem ersten Projektjahr wird eine Zwischendokumentation zur Beschreibung der verwendeten Mittel eingefordert.

Im Jahr 2018 wurde erstmals eine Abschlussdokumentation von den Schulen eingefordert. Diese Dokumentation dient neben der Beschreibung der verwendeten Mittel vor allem der wissenschaftlichen Begleitung der Initiative. Sie bezieht alle geförderten Schulen ab dem achten Durchgang (Schuljahr 2016/2017) ein. Erste aussagekräftige Ergebnisse sind zu Beginn des Schuljahres 2019/2020 zu erwarten. Bis Ende September 2018 hatten 42 Schulen, das sind etwas mehr als die Hälfte der aufgeforderten Schulen, ihre Dokumentationen eingereicht. Im Folgenden wird zunächst ein deskriptiver Überblick über die teilnehmenden Schulen und Projekte der vergangenen elf Jahre gegeben. Darüber hinaus werden erste Ergebnisse der Abschlussdokumentation referiert.

Ergebnisse

Seit dem Schuljahr 2009/2010 haben sich 1.038 Schulen für die Initiative beworben – 910 Projekte wurden bislang (Stand Juli 2019) gefördert. Viele Schulen haben mehr als einmal an der Initiative teilgenommen, um sich bei den Themen Bewegung und Gesundheit breiter aufzustellen – eine erneute Bewerbung ist dabei nur mit einer anderen Projektidee möglich. In jedem Jahr nimmt etwa ein Viertel der Schulen zum ersten Mal an der Initiative teil. Über den Zeitraum von elf Jahren wurden annähernd

450 Schulen gefördert. Beim Überblick über die absolute Anzahl der geförderten Projekte, differenziert nach Schulform (Abb. 4) fällt auf, dass über den gesamten Zeitraum hinweg die größte Zahl der Bewerbungen auf die Gesamtschulen, gefolgt von Gymnasien und Förderschulen, fiel.

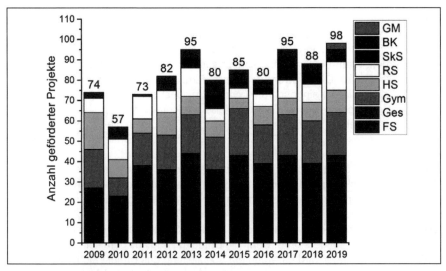

Abb. 4. Anzahl der geförderten Projekte, differenziert nach Schulform.

Die von den Schulen eingereichten Konzepte unterscheiden sich inhaltlich voneinander und zeigen eine Vielzahl an kreativen Herangehensweisen: Der Katalog reicht von strukturellen Maßnahmen über eine zielgruppenspezifische Erweiterung des Sport- und Bewegungsangebots in der Schule bis hin zu umfassenden Ansätzen zu einer gesünderen und bewegungsfreudigeren Schule. Die Zielgruppen werden zum Teil auf bestimmte Alters- und Geschlechtsgruppen beschränkt, nehmen jedoch besondere Begabungen ebenso wie Probleme in den Fokus. Auch in ihrer Zielsetzung und Ausrichtung unterscheiden sich die eingereichten Konzepte zum Teil erheblich. In den vorangegangenen fünf Bewerbungsdurchgängen lassen sich die Projekte zu den nachfolgenden Themenschwerpunkten zusammenfassen:

- Neue Sportarten kennenlernen/den Weg in den Sportverein erleichtern (Anteil an allen geförderten Projekten: 36,9%);
- Mehr Bewegung in den Schulalltag bringen (16,1%);
- Soziales Lernen: Konfliktbewältigung, Gewaltprävention, Kampfsport, Selbstbehauptung, Selbstsicherheit (15,1%);
- Sporthelferausbildung (13,0%);
- Inklusion/Integration (8,5%);
- Abenteuer/Klettern/Natur (5,2%);
- Das besondere Projekt (5,1%).

Erkennbar ist, dass es durchgehend das größte Anliegen ist, Schülerinnen und Schülern den Weg in den Vereinssport zu ermöglichen. Am zweithäufigsten werden Projekte eingereicht, die mit ganz unterschiedlichen Maßnahmen mehr Bewegung in den Schulalltag bringen wollen. Inzwischen als eigener Themenschwerpunkt ist die Sporthelferausbildung etabliert, ebenso wie die Angebote unter der großen Klammer Soziales Lernen.

Die vorliegenden Daten der Abschlussdokumentation zeigen, dass insgesamt 85,7% der Ansprechpartner in den Schulen angaben, dass ihre *Erwartungen* an das Projekt erfüllt wurden. Mehr als ein Drittel kommt sogar zu dem Urteil, dass dies uneingeschränkt der Fall ist. Die Auswertung zeigt zudem, dass die *Ziele* des jeweiligen Projekts, die zu Beginn uneingeschränkt oder zumindest teilweise angestrebt wurden, durchgängig in hohem, bis sehr hohem Maße erreicht wurden.

Ein weiteres Ergebnis betrifft die Einbeziehung der Schüler in die Projekte. Sie findet in der überwiegenden Zahl der Fälle durch Ausbildung und Einsatz von Sporthelfern statt.

Die wichtigsten Garanten für einen Maßnahmenerfolg sind aus Sicht der Schulen bei der Projektentwicklung und Durchführung, die Unterstützung durch die Schulleitung (fast 86%), die ertragreiche Zusammenarbeit mit den Kooperationspartnern (78%) sowie das Angebot passgenauer Maßnahmen (64%).

Die Belastung Einzelner, die das Projekt an ihrer Schule verantwortlich planen und durchführen, ist besonders groß, wenn die Unterstützung aus dem kollegialen Umfeld fehlt. Noch schwieriger wird es, wenn die Schulleitung das Projekt nicht mitträgt. Der Mehraufwand neben den schulischen Aufgaben ist für die auf sich allein gestellten „Kümmerer" dann sehr groß und im Hinblick auf eine Verstetigung der Maßnahme längerfristig kaum tragbar. Eine gute Zusammenarbeit mit den Kooperationspartnern scheint dazu beizutragen, passgenaue Angebote zu entwickeln und zu sichern. Externe professionelle Begleitung wird von fast 74% der Schulen als Gelingensfaktor genannt.

Mit Blick auf die Nachhaltigkeit zeigen die Ergebnisse, dass in über zwei Dritteln (78%) der Schulen das Projekt auch nach Auslaufen der Förderung durch die AOK Rheinland/Hamburg fortgeführt wurde. 69% der Schulen erachten Workshops, Fortbildungen und Aktionstage als relevant für den dauerhaften Erfolg von Maßnahmen. Hier scheint zu greifen, dass schon in der Bewerbung und den Zwischendokumentationen explizit auf Workshops und Fortbildungen hingewiesen wird und auch die Beratung zur möglichen Fortsetzung der Maßnahmen immer wieder Fortbildungen als „Mittel der Wahl" anbietet (Lindemann & Braksiek, 2018).

Diskussion

Die Ergebnisse weisen darauf hin, dass der dem Konzept zugrundeliegende Ansatz erfolgreich ist. Die Idee, aus der Organisation Schule heraus spezifische Probleme zu identifizieren und passende Lösungsmöglichkeiten (Projektideen) zu generieren, deren Umsetzung durch finanzielle Förderung und Beratung garantiert wird und dies über zwei Jahre, scheint nachhaltig tragfähig zu sein.

Die Daten weisen zudem sehr konkret darauf hin, dass die Unterstützung der Schulleitung – ebenso wie die Akzeptanz der Projekte im Kollegium – zum Gelingen und zur Sicherung des Projekts beitragen. Dieser Befund stützt die Bedeutung der Schulleitung und möglicher weiterer Steuerungsgruppen in der Schulentwicklungsarbeit, hier bei der Umsetzung struktureller Maßnahmen.

In der weiteren Auswertung der Daten soll u. a. der Frage nachgegangen werden, warum bestimmte Schulformen häufiger als andere teilgenommen haben. Dafür werden zurzeit die Angaben aus den Projektbewerbungen zur Situationsbeschreibung, zum Handlungsbedarf und zu den Zielgruppen mithilfe der strukturierenden Inhaltsanalyse (Mayring, 2010) analysiert. Außerdem soll herausgearbeitet werden, welche Projektideen sich unter den jeweiligen Themenschwerpunkten als besonders tragfähig erwiesen haben. Die Ergebnisse werden Ende 2020 vorliegen.

Wie bei der Landesauszeichnung Bewegungsfreudige Schule sollen die Evaluationsergebnisse übergreifend als Handlungsleitfaden für Lehrkräfte und Moderatoren festgehalten werden. Zudem dienen sie als Selbstevaluationsinstrument für die jeweiligen Schulen. Mit beiden Ansätzen im Setting Schule wird ein Beitrag zur Evidenzbasis geleistet, eine Qualitätsentwicklung gesichert, sowie eine Qualitätskultur in Bezug auf die Gesundheitsförderung und Prävention geleistet. Zudem werden Modelle guter Praxis erkannt und eine Nachhaltigkeit der Maßnahme garantiert. Verwirklicht wird die Evaluation durch systematische Vorgehensweisen, um eine Ganzheitlichkeit und Nachhaltigkeit zu garantieren und die Komplexität von Interventionen der Gesundheitsförderung professionell ergreifen zu können.

Literatur

Altgeld, T. & Kolip, P. (2004). Konzepte und Strategien der Gesundheitsförderung. In K. Hurrelmann, T. Klotz & J. Haisch (Hrsg.), *Lehrbuch Prävention und Gesundheitsförderung* (S. 41-51). Bern: Huber.
Antonovsky, A. (1997). *Salutogenese. Zur Entmystifizierung der Gesundheit.* Tübingen: Dgvt.
Dadaczynski, K. (2012). Stand der Forschung zum Zusammenhang von Gesundheit und Bildung. *Zeitschrift für Gesundheitspsychologie, 20,* 141-153.
Klupsch-Sahlmann, R. (1997). Zum pädagogischen Ansatz einer Bewegten Schule. In F. Dannemann, J. Hanning-Schosser & R. Ullmann (Hrsg.), *Schule als Bewegungsraum* (S. 31-42). Stuttgart: Ministerium für Kultus, Jugend und Sport Baden-Württemberg.
Kottmann, L., Küpper, D. & Pack, R. P. (2005). *Bewegungsfreudige Schule, Schulentwicklung bewegt gestalten – Grundlagen, Anregungen, Hilfen.* Gütersloh: Verlag Bertelsmann Stiftung.
Laging, R. (2000). Die Konzeption des Modellversuchs „Schule als Bewegungsraum" (S. 128-142). In R. Laging & G. Schillack (Hrsg.), *Die Schule kommt in Bewegung.* Hohengehren: Schneider.
Laging, R. (2001). Bewegte Schulen – auch ein Konzept für die weiterführende Schule?!. *Sportpädagogik, 25*(2), 50-54.
Laging, R. (2017). *Bewegung in Schule und Unterricht. Anregungen für eine bewegungsorientierte Schulentwicklung.* Stuttgart: Kohlhammer.
Lindemann, U.& Braksiek, M. (2018). Jubiläumsschrift „10 Jahre Fit durch die Schule" – Ergebnisse der wissenschaftlichen Begleitung. AOK-Rheinland/Hamburg.
Lindemann, U. & Pahmeier, I. (2011). Landesauszeichnung „Bewegungsfreudige Schule Nordrhein-Westfalen" als Beitrag zur Schulentwicklung. In B. Gröben, V. Kastrup & A. Müller (Hrsg.), *Sportpädagogik als Erfahrungswissenschaft* (S. 164-168). Hamburg: Feldhaus.

Mayring, P. (2010). Qualitative Inhaltsanalyse. In G. Mey & K. Mruck (Hrsg.), *Handbuch qualitative Forschung in der Psychologie* (S. 601-613). Wiesbaden: VS Verlag für Sozialwissenschaften.

Müller, C. (2000). Was bewirkt die bewegte Schule? In R. Laging & G. Schillack (Hrsg.), *Die Schule kommt in Bewegung. Konzepte, Untersuchungen und praktische Beispiele zur Bewegten Schule* (S. 194-203). Hohengehren: Schneider.

Pahmeier, I. & Lindemann, U. (2017). Gesundheitsförderung in der Lebenswelt Schule – die Bedeutung der „Bewegten Schule". *Bewegungstherapie und Gesundheitssport, 33,* 1-5.

Pahmeier, I. & Tiemann, M. (2013). Sport und Gesundheit. In A. Güllich & M. Krüger (Hrsg.), *Sport. Das Lehrbuch für das Sportstudium* (S. 655-696). Berlin, Heidelberg: Springer Spektrum.

Paulus, P. (2009). *Anschub.de – ein Programm zur Förderung der guten gesunden Schule.* Münster: Waxmann.

Paulus, P., Schumacher, L., Sieland, B., Burrows, E., Rupprecht, S. & Schwarzenberg, K. (2014). *Evaluationsbericht „Gemeinsam gesunde Schule entwickeln 2007 – 2013".* Eine Initiative der DAK-Gesundheit – Januar 2014. Lüneburg: Leuphana Universität Lüneburg.

Thiel, A., Teubert, H. & Kleindienst-Cachay, C. (2002). *Die „Bewegte Schule" auf dem Weg in die Praxis – Theoretische und empirische Analysen einer pädagogischen Innovation.* Hohengehren: Schneider.

OLIVER VOGEL, JAN WILKE, MAIKE STEINMANN & LUTZ VOGT

Der „Lifetime Leisure Physical Activity Questionnaire" zur subjektiven Erfassung des Lebenszeit-Aktivitätsverhaltens

Einleitung

Die Erfassung körperlicher Aktivität ist sowohl für Forschungsfragen, als auch aus Public-Health-Perspektive von großem Interesse (Shepard, 2003). Sowohl zur Erforschung der Effekte körperlicher Aktivität am Individuum, als auch von Bewegungsumfängen großer Populationen wird die Aktivitätserfassung herangezogen. Bei Untersuchungen der Dosis-Wirkungs-Beziehung zwischen körperlicher Aktivität und gesundheitlichen Effekten ist eine exakte Erfassung von Aktivitätsumfängen und -intensitäten unabdingbar (Prince et al., 2008).

Die Ermittlung eines Schwellenwertes für das beste „Kosten-Nutzen-Verhältnis" von Aktivität zu gesundheitlichem Nutzen legt den Grundstein für die Entwicklung von Bewegungsempfehlungen (Geidl & Pfeifer, 2017; Blair, 2004). Neben der Erarbeitung von Guidelines spielt die Erfassung körperlicher Aktivität auch für die Überprüfung der Umsetzung von Leitlinien eine Rolle. Zur Datenerhebung bei repräsentativen Stichproben der Gesamtbevölkerung liegt aufgrund der Praktikabilität die Nutzung von Fragebögen nahe. Objektive Verfahren (z. B. Akzelerometrie) versprechen in der Regel validere Werte, sind je nach Messapparatur jedoch unwirtschaftlich, bei großen Stichproben kaum anwendbar (Ward, 2005) und erlauben keine retrospektiven Datenerhebungen.

Dem Vorteil hoher Praktikabilität und Wirtschaftlichkeit stehen bei subjektiven Verfahren Nachteile bezüglich der Aussagekraft der Daten entgegen. Die erhobenen Werte aus Aktivitätsfragebögen unterliegen verschiedenen verzerrenden Faktoren, wie beispielsweise der Gedächtnisleistung, der Tendenz zur sozialen Erwünschtheit, sowie der Reproduzierbarkeit unbewusst ausgeführter Aktivitäten. Die Auswertung subjektiv erfasster Daten zu Aktivitätsumfängen bedarf daher einer kritischen Beurteilung von Kontext und Gegebenheiten der Erhebung (Sallis, 2000), sowie einer bedachten Auswertung und Analyse (Troiano, 2008).

Entgegen objektiven Messungen erlauben Fragebögen retrospektive Erfassungen. Viele Instrumente wie bspw. der IPAQ (Craig et al., 2003), der Freiburger Fragebogen zum Aktivitätsverhalten (Frey, 1999) und der Paffenbarger Physical Activity Questionnaire (Simpson, 2011) reichen jedoch maximal ein Jahr zurück.

Obwohl in der Literatur auf die Bedeutung der Untersuchung gesamter Bewegungshistorien hingewiesen wird (Schlicht & Brand, 2007) herrscht ein Mangel an geeigneten Instrumenten zur Erfassung entsprechender Datensätze.

Die Abbildung von Aktivitätsverläufen könnte beispielsweise die zeitliche Optimierung der Implementierung von Aktivitätsprogrammen bei Jugendlichen zur Vermeidung sedentären Verhaltens im Erwachsenenalter ermöglichen (Janz et al., 2000).

Vor dem Hintergrund des demografischen Wandels und der vorherrschenden Altersinaktivität (Finger et al., 2017; Biering, 2015) gewinnt ebenso die Vermeidung eines sedentären Lebensstils im hohen Alter zunehmend an Bedeutung. Die Analyse bis ins hohe Alter reichender Aktivitätsbiografien stellt daher ein zunehmend brisantes Forschungsdefizit dar (Schlicht & Brand, 2007, S. 24-25).

Die Untersuchung prägender Lebensphasen beschränkt sich bislang jedoch größtenteils auf den Einfluss des Aktivitätsniveaus im Kindes- und Jugendalter auf den aktivitätsbezogenen Lebenslauf (Hoffmann et al., 2006; Janz et al., 2000; Malina, 1996; Pate et al., 1999).

Dennoch sind nach unserem Wissen bislang keine Untersuchungen möglicher Schlüsselphasen zur Weichenstellung der Altersaktivität durchgeführt worden. Im Folgenden werden Daten aus einer Erhebung mittels „Lifetime Leisure Physical Activity Questionnaire" (LLPAQ) vorgestellt und analysiert. Beobachtete Aktivitätsverläufe werden auf Indizien für prägende Lebensphasen oder typische Muster untersucht. Der Verlauf erfasster Bewegungshistorien wird insbesondere in Bezug auf ausreichende Aktivitätsumfänge gemäß den Bewegungsempfehlungen in verschiedenen Lebensphasen analysiert.

Methode

Ethik & Population

Die vorliegende Querschnittsstudie wurde nach Zustimmung der lokalen Ethikkommission gemäß der Deklaration von Helsinki und nach den Richtlinien guter wissenschaftlicher Praxis durchgeführt. Im Anschluss an die Unterzeichnung der Einwilligungserklärung wurden 30 Probanden (18 ♀) eingeschlossen. Bei der Stichprobe handelte es sich um selbstständig lebende Senioren im Alter von 83,8 ± 2,7 Jahren. Einschlusskriterien umfassten das Alter von 80 bis 90 Jahren und volles Verständnis des Umfanges der durchgeführten Studie. Ausschlusskriterien waren psychische und demenzielle Erkrankungen.

Datenerhebung

Alle Probanden füllten den LLPAQ mit Hilfe der Untersuchungsleiter in häuslicher Umgebung aus. Der LLPAQ erfasste die körperliche Aktivität über die gesamte Lebensspanne in definierten Bereichen. Die Lebensspanne wurde dabei in eine 20-jährige Jugendphase, gefolgt von 15-Jahres-Abschnitten unterteilt. Die Bereiche umfassten Freizeit, Haushalt und Beruf. Für die Bereiche Freizeit und Haushalt wurden diverse Aktivitäten als geschlossenes Antwortformat vorgeschlagen und zusätzliche Felder für eigene Angaben geboten. Neben der zeilenweisen Einteilung in verschiedene Aktivitäten, dienten die Spalten des LLPAQ zur Protokollierung der Aktivitätsumfänge in Stunden pro Woche, Monate pro Jahr und Jahren pro Epoche. Zur Dokumentation des Berufslebens standen sieben Zeilen unterteilt in Art, Beginn, Ende und Intensität der Tätigkeit zur Verfügung. Gelaufene Fußwege und eine Fremdeinschätzung der eigenen Aktivität über die Lebensspanne wurden getrennt erfragt.

Datenverarbeitung

Zur Auswertung der Daten wurden die Angaben der Probanden zunächst mit Hilfe von Microsoft Excel digitalisiert und genannte Umfänge pro Aktivität in verbrauchte MET-Stunden (Metabolisches Äquivalent) umgerechnet. Als Maß der Intensität verschiedener Aktivitäten dienten publizierte Werte von Ainsworth et al. (2000, 2011). Bei variierenden Angaben zu einer Tätigkeit, wie beispielsweise dem Laufen in verschiedenen Geschwindigkeiten, wurde ein Mittelwert aus allen verfügbaren Angaben gebildet.

Um Einflüsse einer subjektiven Aktivitätsüberschätzung zu reduzieren wurden alle Probandenangaben im Sinne eines konservativen Datenmanagements unter Bezugnahme auf die von Lee et al. (2011) und Boon et al. (2008) veröffentlichten Werte adjustiert.

Die durchschnittliche Überschätzung der eigenen Aktivität betrug laut Lee et al. über fünf Studien hinweg durchschnittlich 106% (36-173%). Boon et al. (2008) ermittelten im Rahmen einer eigenen Studie für zwei Aktivitätsfragebögen (NZPAQ-LF & IPAQ) eine durchschnittliche Überschätzung von 165%. Für eine differenzierte Betrachtung der subjektiv erfassten Daten wurden die zuvor berechneten MET-Stunden mit dem Mittel aus genannten Schätzfehlern (135,5%) modifiziert. Zur Modifikation der Daten diente demnach der Dividend 2,355.

Statistik

Gruppenunterschiede (Aktivität in Stunden) zwischen den Geschlechtern wurden mittels t-Test für unabhängige Stichproben geprüft. Zur Einordnung der erfassten und berechneten Aktivitätsumfänge wurden diese mit aktuellen Bewegungsempfehlungen abgeglichen. Hierzu wurden Werte der WHO (2015) herangezogen und in MET-Stunden übersetzt. Der empfohlene Mindestumfang von wöchentlich 150 Minuten bei einer minimalen Intensität von 3 MET entspricht einem Energieumsatz von 7,5 MET-Stunden pro Woche. Dieser Wert wurde als Schwellenwert zur Erfüllung der Bewegungsempfehlungen genutzt.

Ergebnisse

Die angegeben Aktivitätsumfänge verteilen sich in der Stichprobe auf durchschnittlich 8 ± 3 Aktivitäten aus der Rubrik Freizeit, sowie 3 ± 2 Aktivitäten im Haushalt. Mit Ausnahme des Wanderns wurde für Haushaltsaktivitäten durchweg mehr Zeit aufgebracht (siehe Tab. 1).

Tab. 1. Durchschnittliche Aktivitätsstunden pro Probanden für die fünf am längsten betriebenen Tätigkeiten aus den Kategorien Freizeit und Haushalt über die gesamte Lebensspanne

	Aktivität (Freizeit)	Stunden	Aktivität (Haushalt)	Stunden
1.	Wandern	8010,9	Hausarbeit – Leicht	7158,7
2.	Schwimmen	2892,5	Kinder versorgen	6735,5
3.	Radfahren	2341,9	Hausarbeit – Schwer	4282,1
4.	Gymnastik	2105,7	Mit Kindern spielen	3910,3
5.	Spielsportarten	1607	Gartenarbeit	2057

Die durchschnittliche Aktivität über alle Epochen und Probanden beträgt 68,0 ± 68,7 MET-Stunden pro Woche. Der Verlauf der körperlichen Aktivität über die Lebensspanne stellt sich bauchförmig mit Höhepunkt in der Epoche 35-50 Jahre dar (siehe Abb. 1). Trotz gleicher Ausgangswerte in der Jugendphase steigt die Aktivität der weiblichen Probanden zunächst stärker an. Trotz des höheren Aktivitätsniveaus in der ersten Lebenshälfte weisen die Angaben der untersuchten Frauen einen stärkeren Abfall der Aktivitätsumfänge ab 50 Jahren auf. Statistisch nachweisbare Unterschiede bezüglich der Aktivitätsumfänge liegen zwischen den Geschlechtern in keiner Epoche vor ($p > .05$).

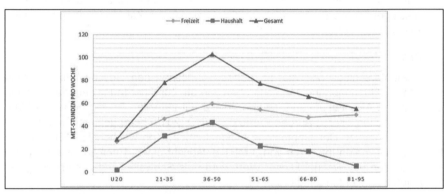

Abb. 1. Wochenmittelwerte der Aktivitätsumfänge in den Bereichen Freizeit und Haushalt über alle erfassten Epochen.

Gemessen an gängigen Bewegungsempfehlungen (WHO, 2015) von mindestens 150 Minuten moderater Aktivität pro Woche (7,5 MET-h/Woche) erreichte die untersuchte Kohorte zu 70-90% über alle Epochen hinweg ein ausreichendes Maß körperlicher Aktivität. Nach zuvor beschriebener Modifikation mit Hilfe des Dividenden aus Schätzfehlern ähnlicher Untersuchungen ergeben sich ausreichende Aktivitätsumfänge bei 47-87% aller Probanden über die erfassten Epochen hinweg (siehe Abb. 2). Die geringere Leitlinientreue findet sich im vorhandenen Probandenkollektiv insbesondere in der Jugendphase.

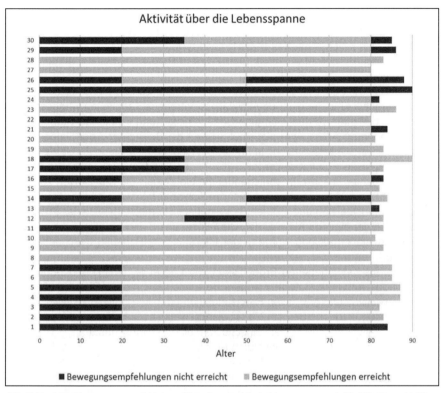

Abb. 2. Erreichte Bewegungsempfehlungen über die gesamte Lebensspanne nach Modifikation subjektiver Aktivitätsangaben mithilfe quantifizierter Schätzfehler.

Diskussion

Die vorliegende Studie konnte mittels des LLPAQ vollständige Bewegungshistorien abbilden, welche jedoch noch nicht auf prägende Lebensphasen schließen lassen. Mit dem LLPAQ besteht demnach ein Instrument, welches geeignete Daten zur Untersuchung von Lebenszeit-Aktivitätsverläufen liefert. Die Erfüllung von Bewegungsempfehlungen über den Lebenslauf kann durch vorliegende Daten ebenfalls abgebildet werden. Bestimmte Lebensphasen mit speziellen Aktivitätsumfängen wie beispielsweise zunehmende Inaktivität bei Berufseintritt werden in vorliegender Studie jedoch nicht ersichtlich. Dies liegt unter Anderem vermutlich an der hochaktiven Kohorte. Sowohl die Aktivitätsumfänge pro Person, als auch der Anteil körperlich aktiver Personen liegt in der untersuchten Stichprobe weit über dem deutschen Durchschnitt (Mensink, 2003; Krug et al., 2013). Der Einfluss sozialer Erwünschtheit sollte mangels Interviewcharakter der Befragung keine übergeordnete Rolle spielen, da die Probanden ihre Werte eigenhändig notierten. Ebenso führen unbewusst ausgeführte Aktivitäten vermutlich nur zu geringen Verzerrungen, da alle erfragten Tätigkeiten eine bewusste Ausführung erfordern und gewisse Intensitätsschwellen überschreiten. Betroffene Aktivitäten sind ADLs (Activities of Daily Living) und NEATs (Non-Exercise Activity Thermogenesis) (Schlicht & Schott, 2013). Der LLPAQ erfragt keinerlei Aktivitäten, welche unter diese Oberbegriffe fallen. Demnach sind unbewusst ausgeführte Aktivitäten in der vorliegenden Studie zu vernachlässigen. Zudem führen diese eher zu einer Unterschätzung der eigenen Aktivität, da betroffene Tätigkeiten vergessen und damit nicht berichtet werden. Die reine Gedächtnisleistung scheint als Störfaktor bei Kohorten höheren Alters zwar plausibel, kommt bei Betrachtung der Daten jedoch allenfalls für eine Unterschätzung in Frage. Die Gedächtnisleistung als Störfaktor vorausgesetzt, sollte sich mit weiter zurückliegenden Epochen ein steigender Schätzfehler beobachten lassen. In vorliegender Studie zeigen die subjektiven Angaben jedoch niedrigere Aktivitätsumfänge in der zeitlich entferntesten Epoche, der Jugend. Den somit plausibelsten und größten Störfaktor stellt somit vermutlich der Schätzfehler bezüglich der eigenen Aktivität dar. Die Diskrepanz zwischen objektiven und subjektiven Aktivitätserfassung wurde in der Literatur bereits häufig beschrieben und quantifiziert.

Neben bereits beschriebenen Ergebnissen von Lee et al. (2011) und Boon et al. (2008) finden sich in der Literatur weitere Beispiele für immense Diskrepanzen zwischen subjektiven und objektiven Erfassungsmethoden körperlicher Aktivität. So berichten Tucker, Welk und Beyler (2011) beispielsweise bei ca. 85% ihrer Probanden, welche sich als ausreichend aktiv einschätzen, eine Fehleinschätzung.

Abgesehen von der Höhe der absoluten Aktivitätswerte scheint der Verlauf der Aktivität über die Lebensspanne in sich plausibel. Die generell bäuchige Ausprägung mit Aktivitätsspitze zur Lebensmitte lässt sich durch die bereits vermutete Unterschätzung der Aktivität zur Jugendzeit erklären. Diese Annahme gleicht den erfassten Verlauf an stetig abfallende Aktivitätsniveaus aus anderen Erhebungen (Achterberg, 2006; Caspersen, 2000) an. Die gleichmäßigere Verteilung der Freizeitaktivität über das Leben, entgegen der stärker schwankenden Haushaltsaktivitäten mit Höhepunkt zur Lebensmitte scheint vor dem Hintergrund der Versorgung von Kindern schlüssig. Auch die Anzahl und Auswahl der betriebenen Aktivitäten entspricht annehmbaren Werten. Lediglich die Dominanz des Wanderns legt einen Einfluss der aktuellen Präferenzen auf die Angaben zur Bewegungshistorie nahe.

Die erfassten Werte erscheinen in sich schlüssig und spiegeln diverse Erkenntnisse aus verwandter Literatur wider. Lediglich das allgemein berichtete Niveau an körperlicher Aktivität weist drastisch von annehmbaren Werten und vergleichbarer Literatur ab. Bei Minimierung des angenommenen Schätzfehlers ist eine Steigerung der Aussagekraft der Daten und eine Angleichung an ähnliche Bestandserhebungen zu erwarten.

Der aktuelle Stand der Literatur zu subjektiven Erfassungen körperlicher Aktivität ermöglicht bereits eine differenzierte Betrachtung gesammelter Daten. Über die Abschätzung tendenzieller Korrekturen hinaus ermöglichen die bisherigen Erkenntnisse jedoch noch keine Modifikationen erfasster Daten. Die Quantifizierung von Schätzfehlern, mögliche Korrekturfaktoren für subjektive Daten, oder valide Erfassungsinstrumente stehen auf dem Forschungsgebiet der subjektiven Aktivitätserfassung noch aus. Für zukünftige Studien stellen all diese Punkte mögliche Ansätze zur Weiterentwicklung des Forschungsgebietes und zu neuem Wissensgewinn dar. Systematische Erfassungen von Bewegungshistorien mit validierten Instrumenten wie dem LLPAQ können zukünftig Hinweise auf potenziell prägende Lebensphasen geben. Die Identifikation einflussreicher Phasen ermöglicht die zeitlich gezielte Implementierung von Aktivitätsprogrammen durch Gesundheitssysteme und ist daher gesundheitspolitisch von großem Interesse.

Literatur

Achterberg, P. (2006). *Gesundheitsberichterstattung des Bundes. Gesundheit in Deutschland*. Robert Koch-Institut.
Ainsworth, B. E., Haskell, W. L., Herrmann, S. D., Meckes, N., Bassett Jr, D. R., Tudor-Locke, C., ... & Leon, A. S. (2011). 2011 Compendium of Physical Activities: a second update of codes and MET values. *Medicine & science in sports & exercise*, *43*(8), 1575-1581.
Ainsworth, B. E., Haskell, W. L., Whitt, M. C., Irwin, M. L., Swartz, A. M., Strath, S. J., ... & Jacobs, D. R. (2000). Compendium of physical activities: an update of activity codes and MET intensities. *Medicine and science in sports and exercise*, *32*(9; SUPP/1), S498-S504.
Biering, H. (2015). *Körperliche Aktivität in der zweiten Lebenshälfte: Optimal bewegen – länger leben, leistungsfähiger, gesünder und zufriedener sein*. Shaker Media
Blair, S. N., LaMonte, M. J., & Nichaman, M. Z. (2004). The evolution of physical activity recommendations: how much is enough? *The American journal of clinical nutrition*, *79*(5), 913S-920S.
Boon, R. M., Hamlin, M. J., Steel, G. D., & Ross, J. J. (2010). Validation of the New Zealand physical activity questionnaire (NZPAQ-LF) and the international physical activity questionnaire (IPAQ-LF) with accelerometry. *British journal of sports medicine*, *44*(10), 741-746.
Caspersen, C. J., Pereira, M. A., & Curran, K. M. (2000). Changes in physical activity patterns in the United States, by sex and cross-sectional age. *Medicine & Science in Sports & Exercise*, *32*(9), 1601-1609.
Craig, C. L., Marshall, A. L., Sjöström, M., Bauman, A. E., Booth, M. L., Ainsworth, B. E., ... & Oja, P. (2003). International physical activity questionnaire: 12-country reliability and validity. *Medicine & science in sports & exercise*, *35*(8), 1381-1395.
Finger, J. D., Manz, K., Krug, S., & Mensink, G. B. (2017). Epidemiologie der körperlichen Aktivität und Inaktivität. In W. Banzer (Hrsg.), *Körperliche Aktivität und Gesundheit* (S. 3-13). Berlin, Heidelberg: Springer.
Frey, I., Berg, A., Grathwohl, D., Keul, J. (1999). Freiburger Fragebogen zur körperlichen Aktivität – Entwicklung, Prüfung und Anwendung. *Sozial- und Präventivmedizin*, *44*, 55-64. doi: 10.1007/bf01667127
Geidl, W., & Pfeifer, K. (2017). Hintergrund und methodisches Vorgehen bei der Entwicklung von nationalen Empfehlungen für Bewegung. *Das Gesundheitswesen*, *79*(S 01), S4-S10.
Hoffmann, A., Brand, R. & Schlicht, W. (2006). Körperliche Bewegung. In A. Lohaus, M. Jerusalem & J. Klein-Heßling (Hrsg.), *Gesundheitsförderung im Kindes- und Jugendalter* (S. 201-220). Göttingen: Hogrefe.
Janz, K. F., Dawson, J. D., Mahoney, L.T. (2000). Tracking physical fitness and physical activity from childhood to adolescene: The Muscatine study. *Medicine and Science in Sports and Exercise*, *32*, 1250-1257.
Krug, S., Jordan, S., Mensink, G. B., Müters, S., Finger, J., & Lampert, T. (2013). Körperliche Aktivität. *Bundesgesundheitsblatt – Gesundheitsforschung – Gesundheitsschutz*, *56*(5-6), 765-771.

Lee, P. H., Macfarlane, D. J., Lam, T. H., & Stewart, S. M. (2011). Validity of the international physical activity questionnaire short form (IPAQ-SF): A systematic review. *International Journal of Behavioral Nutrition and Physical Activity, 8*(1), 115.
Malina, R. M. (1996). Tracking of physical activity and physical fitness across the lifespan. *Research Quarterly for Exercise and Sport, 67*(3), 48-57.
Mensink, G. (2003). *Bundesgesundheitssurvey: Körperliche Aktivität*. Berlin: RKI.
Pate, R., Trost, S., Dowda, M., Ott, A., Ward, D., Suanders, R. & Felton, G. (1999). Tracking of physical activity, hysical inactivity and health related physical fitness in rural youth. *Pediatric Exercise Science, 11*, 364-376.
Prince, S. A., Adamo, K. B., Hamel, M. E., Hardt, J., Gorber, S. C., & Tremblay, M. (2008). A comparison of direct versus self-report measures for assessing physical activity in adults: a systematic review. *International journal of behavioral nutrition and physical activity, 5*(1), 56.
Sallis, J. F., & Saelens, B. E. (2000). Assessment of physical activity by self-report: status, limitations, and future directions. *Research quarterly for exercise and sport, 71*(sup2), 1-14.
Schlicht, W. & Brand, R. (2007). *Körperliche Aktivität, Sport und Gesundheit. Eine interdisziplinäre Einführung*. Weinheim: Juventa
Schlicht, W., & Schott, N. (2013). *Körperlich aktiv altern*. Beltz Juventa.
Shephard, R. J. (2003). Limits to the measurement of habitual physical activity by questionnaires. *British journal of sports medicine, 37*(3), 197-206.
Simpson, K. (2011). *Validity and Reliability of the Paffenbarger Physical Activity Questionnaire among Healthy Adults*. Master's Theses. University of Connecticut.
Troiano, R. P., Berrigan, D., Dodd, K. W., Masse, L. C., Tilert, T., & McDowell, M. (2008). Physical activity in the United States measured by accelerometer. *Medicine & Science in Sports & Exercise, 40*(1), 181-188.
Tucker, J. M., Welk, G. J., & Beyler, N. K. (2011). Physical activity in US adults: compliance with the physical activity guidelines for Americans. *American journal of preventive medicine, 40*(4), 454-461.
World Health Organization (2015). *Global recommendations on physical activity for health*. Retrieved from 06.04.2020 under https://www.who.int/dietphysicalactivity/factsheet_recommendations/en/

TOBIAS FLEUREN, ANNIKA FRAHSA, ZSUZSANNA MAJZIK & ANSGAR THIEL

Partizipative Netzwerkanalyse: Bewegungsförderung am Beispiel der Gesundheitsregion^{plus} Erlangen-Höchstadt und Erlangen

Die Gesundheitsregion^{plus} Erlangen-Höchstadt & Erlangen

Mit dem Ziel die medizinische Versorgung und Prävention durch regionale Netzwerke zu stärken, fördert das Bayerische Staatsministerium für Gesundheit und Pflege (StMGP) seit dem Jahr 2015 die Gesundheitsregionen^{plus} (Bödeker et al., 2017; Hollederer et al., 2017). Aktuell werden 50 solcher Gesundheitsregionen^{plus} gefördert. Mit der Gesundheitsregion^{plus} Erlangen-Höchstadt & Erlangen wurde erstmals ein Projektantrag von einer Stadt und einem Landkreis gemeinsam eingereicht. Durch die Besetzung der Geschäftsstelle mit Mitarbeiter/innen aus Stadt und Landkreis sollen die Gebietskörperschaften stärker zusammengeführt und gemeinsame Strukturen aufgebaut werden. Themenübergreifende Ziele liegen zudem in der Verbesserung gesundheitlicher Chancengleichheit und in der Stärkung intersektoraler Zusammenarbeit und Kooperation. Ende 2017 wurde durch die Gremien in Stadt und Landkreis eine Gesundheitsstrategie verabschiedet, die diese Grundsätze aufgreift (Gesundheitsregion^{plus} Erlangen-Höchstadt & Erlangen, 2017).

Die Geschäftsstelle koordiniert die inhaltliche und konzeptionelle Ausrichtung der Gesundheitsregion^{plus} und vernetzt sich für die Arbeit in den Arbeitsgruppen, der Gesundheitskonferenz sowie der Strategiegruppe mit kommunalen Akteuren.

Mit der Strategiegruppe stimmt die Geschäftsstelle in regelmäßigen Abständen die nächsten Schritte und die Gesamtstrategie ab. Mit der gemeinsamen Gesundheitskonferenz wird ein Forum für ressortübergreifende Vernetzung und Austausch zur Verfügung gestellt. In den fünf Arbeitsgruppen werden schließlich konkrete Maßnahmen zu den Handlungsfeldern medizinische Versorgung, Mittlerstrukturen, gesunde Arbeitswelt, gesunde Lebenswelt und niedrigschwellige, professionelle Hilfen für Menschen in schwierigen Lebenslagen erarbeitet.

Eine Besonderheit der Arbeit der Gesundheitsregion^{plus} Erlangen-Höchstadt & Erlangen ist die Beteiligung von Stakeholdern und Zielgruppenvertretern (z. B. betroffene Personen, Vertreter/innen der Zielgruppen) in allen Prozessschritten. Sowohl bei der Bedarfserhebung als auch bei der konkreten Planung und Umsetzung von Maßnahmen werden die unterschiedlichen Gruppen systematisch in Entscheidungen und Planungsschritte einbezogen.

Der Gesamtprozess in der Gesundheitsregion^{plus} Erlangen-Höchstadt & Erlangen wird seit Mai 2018 von der Eberhard Karls Universität Tübingen wissenschaftlich begleitet (u. a. Reflexion von Projekt- und Arbeitsschritten sowie Strategieentwicklung) und partizipativ evaluiert.

Im Folgenden wird der Teil der Evaluation, der sich auf die Vernetzung und Zusammenarbeit innerhalb der Strategiegruppe bezieht, detaillierter dargestellt.

Evaluation von Netzwerkstrukturen

In einem Projekt wie der Gesundheitsregion[plus], in welchem der Aufbau regionaler Netzwerke und Gesundheitsstrukturen ein zentrales Ziel darstellt, ist die Evaluation dieser Netzwerkaktivitäten von besonderer Bedeutung. Für die Analyse solcher sozialen Beziehungen und Netzwerkstrukturen wird häufig die soziale Netzwerkanalyse herangezogen. Das ursprünglich quantitativ angelegte Verfahren analysiert soziale Geflechte anhand sogenannter Knoten (in der Regel Personen) und Kanten (Verbindungen zwischen den Knoten), indem es Maßzahlen zur Verbundenheit der unterschiedlichen Akteure zueinander berechnet und deren Beziehungen visualisiert. Die Erhebung solcher Beziehungen geschieht häufig mittels Tabellen und Fragebögen. Seit einiger Zeit werden jedoch auch verstärkt qualitative Ansätze zur sozialen Netzwerkanalyse entwickelt und angewendet (Hollstein, 2006; Straus, 2010; Bernhard, 2018). Um die sozialen Beziehungen innerhalb der Strategiegruppe zu betrachten, wurde auf solch einen Ansatz zurückgegriffen.

Das partizipative Netzwerkmapping in der Gesundheitsregion[plus] Erlangen-Höchstadt & Erlangen

Für die Analyse der Beziehungsstrukturen innerhalb der Strategiegruppe wurden im Vorfeld die folgenden Fragestellungen abgeleitet:

1. Welche Dynamiken gibt es innerhalb der Strategiegruppe?
2. Wie verändern sich die Strukturen in der Strategiegruppe über die Zeit?

Über die Leitfragen zum Mapping werden durch die Gesprächssequenzen Informationen transparent, die in quantitativen Erhebungsformen verborgen geblieben wären (Ahrens, 2018). Diese Informationen beziehen sich beispielsweise auf Interaktionen zwischen einzelnen Akteuren in der Strategiegruppe, die Erfüllung ihrer Aufgaben oder Herausforderungen in der Kooperation. Ein qualitatives Netzwerkmapping mit der Geschäftsstelle bietet den Vorteil, dass die partizipativ erarbeitete Netzwerkkarte als Grundlage zur gemeinsamen Reflexion der Netzwerkbeziehungen dienen kann. Der wissenschaftlichen Begleitung bietet sie eine Grundlage für die Beratung zur Arbeit in der Strategiegruppe (Straus, 2010).
Dem Ansatz von Hauck und Schiffer folgend (2014) wurden die Netzwerkbeziehungen innerhalb der Strategiegruppe partizipativ in zwei getrennten qualitativen Netzwerkmappings erhoben. Auf der einen Seite wurde die Geschäftsstelle (N = 3) nach den Netzwerkstrukturen innerhalb der Strategiegruppe befragt. Mit Hilfe von Flipchartpapier, Kärtchen und Dame-Steinen wurde eine sozio-materielle Netzwerkkarte

gezeichnet, die neben Personen auch Einrichtungen, Arbeitsergebnisse oder Meilensteine berücksichtigt, und im Anschluss reflektiert (Straus, 2010).
Das Mapping erfolgte in fünf Schritten. In einem ersten Schritt wurden relevante Personen für das Netzwerk der Gesundheitsregion[plus] auf Kärtchen geschrieben, wobei unterschiedliche Personengruppen (z. B. Mitglieder der Strategiegruppe, externe Kontakte) farblich abgegrenzt wurden. Für die jeweiligen Mitglieder wurden deren Netzwerkbeziehungen erfasst. Die Leitfragen zur Charakterisierung bezogen sich auf übernomme Aufgaben, Kooperationen zwischen den Mitgliedern in der Strategiegruppe, Kommunikationsstrukturen, Konflikte und Verbindungen zu externen Stakeholdern. In einem weiteren Schritt wurde der Einfluss auf bzw. die Bedeutung der einzelnen Mitglieder für die Strategiegruppe abgefragt und mit Dame-Spielsteinen symbolisiert. Im Anschluss daran wurde die fertige Netzwerkkarte mit den Geschäftsstellenmitgliedern reflektiert.

Ein ähnliches Mapping wurde mit den Mitgliedern der Strategiegruppe (N = 10) durchgeführt in dem ebenfalls die Netzwerkstrukturen innerhalb der Strategiegruppe untersucht wurden. Die Teilnehmerinnen und Teilnehmer wurden gebeten, ihre Kontakte und Aktivitäten mit Bezug zur Gesundheitsregion[plus] innerhalb und außerhalb der Strategiegruppe zu benennen. Diese Nennungen wurden auf Kärtchen dokumentiert und die jeweiligen Verbindungen und Pfade auf einem Whiteboard eingezeichnet. Für die Vernetzungsaktivitäten in der Strategiegruppe konnte durch das Mapping mit der Strategiegruppe ein zusätzlicher Informationsgewinn erzielt werden, indem nicht nur eine externe Einschätzung (durch die Geschäftsstelle), sondern auch die eigene Einschätzung bzw. Bewertung der Kooperationen durch die Akteure aus der Strategiegruppe selbst eingebracht wurde. Für beide Netzwerkmappings liegen die Audioaufnahmen und deren Transkripte vor. Das Mapping mit der Geschäftsstelle wird jährlich wiederholt, um Veränderungen des Netzwerks abbilden zu können.

Auswertungsstrategie der Netzwerkmappings

Für die Auswertung qualitativer Netzwerkkarten gibt es bisher keine allgemeingültige Auswertungsstrategie. In Anlehnung an Bernardi, Keim und von der Lippe (2006) wurde ein mehrstufiges Verfahren gewählt, das nach einer Zeichnung der Netzwerkkarten auf die Identifikation von Auffälligkeiten in der Netzwerkstruktur ausgerichtet ist, um explorativ weiterführende Forschungsfragen zu entwickeln. Als Grundlage für die Identifizierung von Besonderheiten und der Ableitung von Forschungsfragen, werden beide Netzwerkkarten (Geschäftsstelle und Strategiegruppe) zu Grunde gelegt. Die Transkripte beider Mappings liefern zusätzliche Informationen für die Beantwortung der Leitfragen.

Zudem werden die Anwesenheit der Mitglieder der Strategiegruppe (soweit vorhanden) ausgewertet, um zu prüfen, ob sich ein Zusammenhang zwischen Teilnahme an den regelmäßigen Treffen und der Stellung im Netzwerk ableiten lässt.

Erste Ergebnisse der Netzwerkmappings

Im Rahmen der beiden Mappings wurden die Netzwerkkontakte und Interaktionen innerhalb der Strategiegruppe untersucht. Insgesamt 14 Personen nahmen aktiv an den Mappings teil (Geschäftsstelle n = 4; Strategiegruppe n = 10). Die Sitzungen dauerten 1:54 Stunden (Geschäftsstelle) bzw. 55 Minuten (Strategiegruppe). Die Auswertung der Daten mit dieser Software ergab folgendes Bild (vgl. Abb. 1).

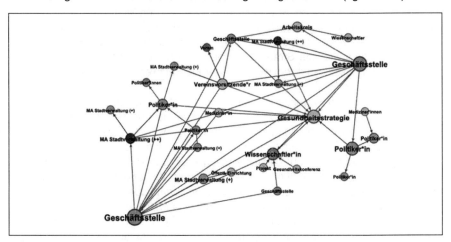

Abb. 1. Netzwerkkarte der Geschäftsstelle visualisiert in Gephi.

Die Größe der verschiedenen Kreise orientiert sich an der „Zwischenzentralität" der einzelnen Akteure. Das Maß der Zwischenzentralität drückt die Anzahl der direkten und indirekten Kontakte im Netzwerk aus. Dabei gilt: Je größer ein Kreis ist, desto höher ist auch die Zwischenzentralität des entsprechenden Akteurs. Die Farben symbolisieren unterschiedliche Akteursgruppen. Betrachtet man die Abbildung 1, so wird deutlich, dass vor allem Mitglieder der Geschäftsstelle der Gesundheitsregion[plus] zentrale Stellungen einnehmen. Auch Akteure aus den Bereichen Medizin, Politik und Wissenschaft verfügen über eine relativ hohe Zwischenzentralität.

Vergleicht man diese Netzwerkkarte mit der aus dem Mapping mit der Strategiegruppe, dann zeigen sich Parallelen (vgl. Abb. 2). In der Netzwerkkarte, die durch die Strategiegruppe gezeichnet wurde, stehen drei politische Akteure im Fokus. Dabei handelt es sich sowohl um politische Akteure aus der Stadt Erlangen als auch aus dem Landkreis Erlangen-Höchstadt. Zwei dieser Akteure wurden in beiden Mappings ähnlich bewertet. Der dritte politische Akteur hatte in dem Mapping mit der Geschäftsstelle eine niedrigere Zwischenzentralität. Auffällig ist, dass in beiden Erhebungen eine Person, die regelmäßig an den Sitzungen der Strategiegruppe teilnahm, nur sehr wenig vernetzt und fast isoliert ist. Aus dem Gespräch mit der Geschäftsstelle ergab sich, dass diese Person, die ihr eigentlich zugedachte Aufgabe nicht wahrnimmt. Aus den Gesprächen wurde zudem deutlich, dass Positionen von Personen, die aus der Strategiegruppe ausgeschieden sind, bislang nicht nachbesetzt wurden.

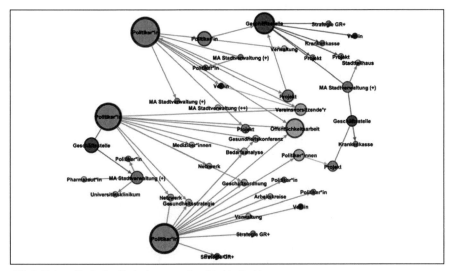

Abb. 2. Netzwerkkarte der Strategiegruppe visualisiert in Gephi.

Zusammenfassend können folgende erste Ergebnisse festgehalten werden:

- Die Bewertung der Geschäftsstelle zum Einfluss einzelner Akteure innerhalb der Strategiegruppe, deckt sich nicht immer mit der Stellung der Akteure und ihrer Zwischenzentralität im Netzwerk. Eine hohe Zwischenzentralität geht demnach nicht automatisch mit einem großen Einfluss in der Strategiegruppe einher.
- Die Bedeutung von Akteuren für die Strategiegruppe ist unabhängig von der regelmäßigen Teilnahme an selbiger.
- Politische Akteure bereichern die Strategiegruppe durch ihren hohen Vernetzungsgrad, was sie zu wichtigen Partnern macht. In der qualitativen Betrachtung der Netzwerkbeziehungen zeigt sich, dass sie insbesondere im politischen Kontext als Mittler für die Belange der Gesundheitsregion[plus] dienen können.

Diskussion

Unsere bisherigen Analysen zeigen, dass das partizipative Netzwerkmapping eine geeignete Methode darstellt, um auf der einen Seite die Netzwerkstrukturen innerhalb der Strategiegruppe zu analysieren und auf der anderen Seite Reflexionsprozesse bei der Geschäftsstelle anzustoßen. Die Erfahrungen mit dem ersten Netzwerkmapping führten allerdings zu der Überlegung, ob die Gesprächsführung und

Reflexionen gleichmäßiger auf die einzelnen Mitglieder hätten verteilt werden können, wenn bei der Analyse mit der Geschäftsstelle anstelle eines gruppenbasierten Ansatzes, das Netzwerkmapping in Einzelsessions durchgeführt worden wäre. Für die künftigen Analysen soll diese Frage eingehend diskutiert werden. Dabei soll auch in Betracht gezogen werden, dass die sich beim gruppenbasierten Vorgehen entwickelnden Diskussionen für die Beteiligten Erzählstimuli erzeugen können, was wiederum zu einem Informationsgewinn führen kann.

Die Folgeerhebungen werden zeigen, inwiefern sich Strukturen innerhalb der Strategiegruppe durch das Projekt verändert haben und wie diese Veränderungen auf das Projekt zurückgeführt werden können. Für die nachhaltige Planung der Gesundheitsregion[plus] Erlangen-Höchstadt und Erlangen, bei der sich auch die Frage nach den Bedingungen für eine Fortführung der Strategiegruppe stellt, wird das Netzwerkmapping wertvolle Erkenntnisse liefern.

Literatur

Ahrens, P. (2018). Qualitative network analysis: A useful tool for investigating policy networks in transnational settings? *Methodological Innovations.* doi: https://doi.org/10.1177/2059799118769816.

Bastian, M., Heymann, S., & Jacomy, M. (2009). Gephi: An Open Source Software for Exploring and Manipulating Networks. In E. Adar et al. (Eds.), *Proceedings of the Third International Conference on Weblogs and Social Media, ICWSM 2009* (p. 361-362). San Jose: The AAAI Press 2009.

Bernardi, L., Keim, S., & von der Lippe, H. (2006). Freunde, Familie und das eigene Leben. Zum Einfluss sozialer Netzwerke auf die Lebens- und Familienplanung junger Erwachsener in Lübeck und Rostock. In B. Hollstein & F. Straus (Hrsg.), *Qualitative Netzwerkanalyse: Konzepte, Methoden, Anwendungen* (S. 359-390). Wiesbaden: VS Verlag für Sozialwissenschaften.

Bernhard, S. (2018). Analyzing Meaning-Making in Network Ties: A qualitative approach. Interational *Journal of Qualitative Methods, 17*, 1-11.

Bödeker, M., Deiters, T., Eicher, A., Hollederer, A., Pfister, F., & Wildner, M. (2017). Gesundheitsregionen[plus] in Bayern: Synergien im regionalen Gesundheitsmanagement. In E.-W. Luthe & J. N. Weatherly (Hrsg.), *Gesundheit: Politik, Gesellschaft, Wirtschaft* (S. 161-176). Wiesbaden: Springer VS.

Gesundheitsregion[plus] Erlangen-Höchstadt & Erlangen (Hrsg.). (2017). *Gemeinsame Gesundheitsstrategie der Gesundheitsregion[plus] Erlangen-Höchstadt & Erlangen: Grundlagen, Ziele, Umsetzung*. Erlangen: Gesundheitsregion[plus] Erlangen-Höchstadt & Erlangen.

Hollederer, A., Echer, A., Pfister, F., Stühler, K., & Wildner, M. (2017). Vernetzung, Koordination und Verantwortung durch Gesundheitsregionen plus: Neue gesundheitspolitische Ansätze und Entwicklungen in Bayern. *Gesundheitswesen, 79*(08/09), 613-616.

Hollstein, B. (2006). Qualitative Methoden und Netzwerkanalyse – ein Widerspruch? In B. Hollstein & F. Straus (Hrsg.), *Qualitative Netzwerkanalyse: Konzepte, Methoden, Anwendungen* (S. 11-36). Wiesbaden: VS Verlag für Sozialwissenschaften.

Schiffer, E. & Hauck, J. (2014). Net-Map: Collecting Social network Data and Facilitating Network Learning through Participatory Influence Network Mapping. *Field Methods, 22*(3), 231-249.

Straus, F. (2010). Netzwerkkarten: Netzwerke sichtbar machen. In C. Stegbauer & R. Häußling (Hrsg.), *Handbuch Netzwerkforschung* (S. 527-538). Wiesbaden: VS Verlag für Sozialwissenschaften.

NILS SCHUMACHER, MIKE SCHMIDT, JUAN J. MONTERO-RODRIGUEZ, WOLFGANG KRAUTSCHNEIDER, RÜDIGER REER & KLAUS-MICHAEL BRAUMANN

SMOLKI: Entwicklung eines innovativen Sensors zum Monitoring von Laktat im Körperschweiß

Einleitung

Besonders in Ausdauersportarten stellt die Erfassung leistungsphysiologischer Parameter, vor allem der kardiopulmonalen und metabolischen Kenngrößen wie der Sauerstoffverbrauch und die Laktatakkumulation während einer Belastung, einen zentralen Aspekt zur Durchführung und Auswertung von Trainingseinheiten bzw. Wettkämpfen dar. Dies trifft sowohl für Spitzensportler als auch für ambitionierte Freizeitsportler zu.
In der sportwissenschaftlichen Diagnostik wird seit vielen Jahren in Bereichen des Breiten- und Leistungssports Laktat als diagnostischer Parameter zur Ermittlung der Ausdauerleistungsfähigkeit und der Trainingssteuerung genutzt. Auch wenn die Trainingssteuerung über Laktat als alleinigen Parameter im Leistungssport zu diskutieren ist (Wahl, Bloch & Mester, 2009), so hat der Parameter für den Ausdauersport einen hohen diagnostischen Wert (Kindermann, 2004). Für den Breiten- und Freizeitsport erscheint die Nutzung tragbarer Sensortechnologien (Weareables) zur Ermittlung leistungsphysiologischer Parameter höchst attraktiv (Karim Project, 2014). Laktatmessungen sind heute zwar mobil möglich, erfordern aber in bestimmten Zeitabständen die Abnahme geringer Blutmengen. Die Messung erfolgt mittels enzymatisch-amperometrischer Verfahren. Diese Methode ist an spezielles Fachpersonal gebunden und aufgrund dessen für den Freizeit- und Breitensport häufig zu umständlich.
Eine mobile Diagnostik der Ausdauerleistungsfähigkeit mit Spirometrie-Systemen eignet sich eher für den punktuellen Einsatz in der Forschung oder im Bereich des Leistungs- und Spitzensports. Einen alternativen Ansatz könnte die Analyse von Körperschweiß darstellen.
Im Körperschweiß können eine Vielzahl physiologischer Informationen, unter anderem anhand von Biomarkern wie Natrium, Chlorid, Kalium, Ammonium und Laktat, ermittelt werden (Sonner, Wilder, Heikenfeld, Kasting, Beyette, Swaile, Sherman, Joyce, Hagen, Kelley-Loughnane & Naik, 2015). Die Analyse des Körperschweißes könnte eine nicht-invasive, kontinuierliche Methode zur Erfassung leistungsphysiologischer Parameter darstellen. Erste Wearable-Ansätze mit biochemischem Analyseverfahren zeigten bereits vielversprechende Ergebnisse (Gao, Emaminejad, Nyein, Challa, Chen, Peck, Fahad, Ota, Shiraki, Kiriya, Lien, Brooks, Davis & Javey, 2016). Solche Sensor-Ansätze mit enzymatischen Messverfahren sind hochselektiv und können das im Schweiß vorhandene Laktat kontinuierlich messen. Diese Elektroden können jedoch nicht lange gelagert werden, da die Enzymbeschichtung abgebaut

wird und die Elektroden ihre Empfindlichkeit verlieren. Neben der Einmalnutzung der Elektroden sprechen auch die Komplexität der Herstellung und die damit verbundenen Herstellungskosten der Sensoren gegen den Einsatz im Bereich des Breiten- und Freizeitsports. Eine weitere Möglichkeit könnte die Abbildung leistungsphysiologischer Parameter über bioelektrische Impedanzanalysen auf der Körperoberfläche sein (Jotta, Coutinho, Pino & Souza, 2017). Ungeklärt ist jedoch, der Zusammenhang zwischen bioelektrischer Impedanz des Körperschweißes und der Blutlaktatkonzentration in komplexen Belastungssituationen.

Ziel dieses Projektes ist die Entwicklung eines tragbaren, rein elektrischen Sensors zur Einschätzung der physiologischen Belastung mittels Impedanz im Körperschweiß. Im Rahmen erster Pilotuntersuchungen wird zunächst eruiert, inwieweit in in-vitro Experimenten eine generelle Funktionalität der Sensoren gezeigt werden kann. Darüber hinaus wird analysiert inwiefern in komplexen Belastungssituationen (in-vivo Testungen) Zusammenhänge zwischen bioelektrischer Impedanz des Körperschweißes und der Blutlaktatkonzentration bestehen.

Methode

In-vitro Testungen

Um generelle Zusammenhänge zwischen der Impedanz und Laktat zu untersuchen wurden zunächst in-vitro Messungen durchgeführt. So wurden in einer standardisierten Natriumlaktatlösung bei unterschiedlichen Konzentrationen, mögliche Änderungen der Impedanz untersucht. Hierzu wurde Natriumlaktat (NaC3H5O3) in einer 60%-igen Konzentration, 20-mal mit deionisiertem Wasser verdünnt. Zwei Edelstahlnadeln mit Standardkontakten wurden in einem Abstand von 2,54 mm in jede dieser Proben eingetaucht (siehe Abb. 1). Die Impedanz jeder Probe wurde in einem Frequenzbereich von 0,1 Hz-1 MHz mittels Gamry 1000 Interface analysiert, wobei die Testung jeder Konzentration mindestens dreimal wiederholt wurde. Das im Rahmen der Untersuchung genutzte, modifizierte Randles Schaltkreismodell ist in Abbildung 2 dargestellt (CPE visualisiert das hier eingeführte *constant-phase* Element, R1 und R2 stellen die Lösungswiderstände dar).

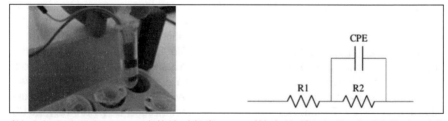

Abb. 1. In-vitro Impedanzmessung in Natriumlaktatlösungen. Abb. 2. Modifiziertes Randles Schaltkreismodell.

In-vivo Testungen

Für in-vivo Testungen wurden Gold- und Silberelektroden (siehe Abb. 3) am Institut für Nano- und Medizinelektronik der Technischen Universität Hamburg produziert. Beide Elektrodenformen wurden in diesem Fall unbeschichtet verwendet. Mittels Gamry 1000 Interface erfolgte die impedanz-spektroskopische Messung. N = 2 männliche Probanden im Alter von 27 Jahren führten Pilottestungen auf einem Ergometer (Monark Ergomedic 839 E) durch (siehe Abb. 4). n = 1 Proband absolvierte an drei Folgetagen einen 30-minütigen Dauertest bei 100, 120 und 150 Watt. Die gewählten Intensitäten lagen jeweils unter der individuellen aerob-anaeroben Schwelle (IAAS), um bei allen Messungen ein kontinuierliches Steady-State zu gewährleisten. Weiterhin wurde ein modifiziertes Stufenprotokoll (n = 1) bei 100 Watt (10 Minuten), 180 Watt (6 Minuten), 120 Watt (6 Minuten) und erneut 180 Watt (6 Minuten) durchgeführt, um unterschiedliche Belastungsstufen während einer Testung auf dem Ergometer überprüfen zu können.

In allen Messungen erfolgte die Anbringung der Elektroden am oberen Rücken der Probanden, um eine Kumulierung bereits bestehenden Schweißes zu minimieren. Die Abnahme des Kapillarblutes erfolgte alle 3 Minuten aus dem Ohrläppchen. Die Laktatanalyse erfolgte mittels Biosensoranalyse (EKF BIOSEN C_line).

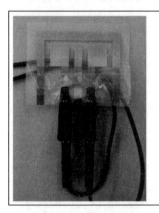
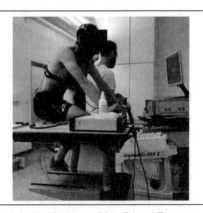

Abb. 3. Gedruckte Silberelektrode.   Abb. 4. In-vivo Messung auf dem Fahrrad-Ergometer.

Ergebnisse

In-vitro Testungen

Das Diagramm in Abbildung 5 zeigt die Laktatkonzentrationsspezifische Ausprägung der Impedanz in in-Vitro-Tests. Abgetragen ist auf der Abszissenachse die Frequenz [Hz] und auf der Ordinatenachse die Impedanz [Ω]. Eine deutliche Änderung der Impedanz bei unterschiedlichen Laktatkonzentration konnte gezeigt werden.

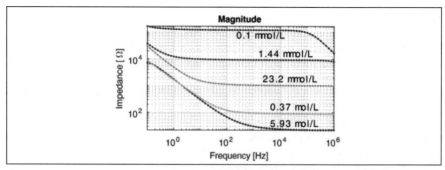

Abb. 5. Laktatkonzentrationsspezifische Ausprägung der Impedanz in in-Vitro-Tests.

In-vivo Testungen

Die unterschiedlichen Belastungsintensitäten im Dauertest konnten über die Impedanzanalyse des Schweißes abgebildet werden (Abb. 6a). Abgetragen in Abbildung 6a ist auf der Abszissenachse die Frequenz [Hz] und auf der Ordinatenachse die Impedanz [Ω]. Die Ergebnisse aus der Testung mittels modifiziertem Stufenprotokoll (Abb. 6b) bilden sowohl in der Impedanzmessung im Schweiß (untere Kurve, Abszissenachse links) als auch durch die Blutlaktatmessung (obere Kurve, Abszissenachse rechts) die unterschiedlichen Belastungssituationen innerhalb des Testzeitraumes (Ordinatenachse) ab.

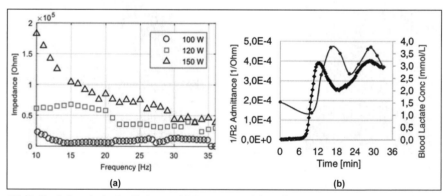

Abb. 6. Ergebnisse der in-vivo Testungen: (a) Dauertestung, (b) modifiziertes Stufenprotokoll.

Diskussion

Ziel des Projektes ist die Entwicklung eines tragbaren, rein elektrischen Sensors zur Einschätzung der physiologischen Belastung mittels Impedanz im Körperschweiß. In den dargestellten, ersten Pilotuntersuchungen wurde die generelle Sensorfunktionalität in-vitro überprüft. In in-vivo-Testungen wurden Zusammenhänge zwischen

bioelektrischer Impedanz des Körperschweißes und der Blutlaktatkonzentration analysiert.
Die in-vitro Versuche zeigen eine gute Funktionalität des Sensors im Labor, da sich verschiedene Laktatkonzentrationen voneinander unterscheiden ließen.
In ersten in-vivo Versuchen konnten belastungsspezifische Impedanzkurven ermittelt werden. So lassen sich die unterschiedlichen Intensitäten (100, 120, 150 Watt) der 30-minütigen Dauerbelastungen bei n = 1 durch die Impedanzkurve abbilden. Die Verläufe der jeweiligen Impedanzkurven über die Zeit könnten in den Dauerbelastungstestungen durch einen Verdünnungseffekt erklärt werden (Buono, Lee & Miller, 2010). Dieser ist Buono et al. (2010) zu folge, auf die durch höhere Intensitäten verstärkte Schweißlaktatproduktion zurückzuführen.
Die Überprüfung dreier Belastungsintensitäten innerhalb des modifizierten Stufenprotokolls lassen darüber hinaus Zusammenhänge zwischen Blutlaktat und Schweißimpedanz vermuten. Die gezeigte Phasenverschiebung der Kurvenmaxima und -minima der Blutlaktat und Impedanzkurve, liefert erste Hinweise auf einen Zusammenhang zwischen endokrinem- und Blutsystem. Mögliche Zusammenhänge zwischen Schweißimpedanz und Blutlaktat werden in Folgeuntersuchungen des Projektes analysiert. Hierbei werden die Untersuchungen um komplexere leistungsdiagnostische Belastungsprotokolle erweitert. Zudem bedarf es einer deutlich größeren Stichprobe unter gleichen Testbedingungen.
Darüber hinaus sollen Fragen zu Einflüssen von Verdünnungseffekten, Positionierungen, dermalen Bewegungen sowie anderen Soluten auf das Biosignal geklärt werden. Berücksichtigt werden dabei fitness-, geschlechts-und altersspezifische Differenzen in der Schweißproduktion (Derbyshire, Davis & Higson, 2012).
Die vorliegende Pilotstudie kann durch in-vitro und in-vivo Untersuchungen erste Hinweise liefern, dass ein Analyseverfahren des Körperschweißes eine nicht-invasive, kontinuierliche Methode zur Erfassung und zum Monitoring der Belastungssituation im Breiten- und Leistungssport sein könnte.

Literatur

Buono, M. J., Lee, N. V. & Miller, P. W. (2010). The relationship between exercise intensity and the sweat lactate excretion rate. *The Journal of Physiological Sciences, 60*(2), 103-107.
Derbyshire, P. J., Barr, H., Davis, F. & Higson, S. P. (2012). Lactate in human sweat: a critical review of research to the present day. *The journal of physiological sciences, 62*(6), 429-440.
Gao, W., Emaminejad, S., Nyein, H. Y. Y., Challa, S., Chen, K., Peck, A., Fahad, A. M., Ota, H., Shiraki H., Kiriya, D., Lien, D. H., Brooks, G. A., Davis, R. W. & Javey, A. (2016). Fully integrated wearable sensor arrays for multiplexed in situ perspiration analysis. *Nature, 529*(7587), 509.
Jotta, B., Coutinho, A. B. B., Pino, A. V. & Souza, M. N. (2017). Lactate threshold by muscle electrical impedance in professional rowers. *Review of Scientific Instruments, 88*(4), doi: 045105. https://doi.org/10.1063/1.4979072
Karim Project (2014). *ICT; Wearable Technology – KARIM Foresight Report*. Zugriff am 14.02.2020 unter http://wp2016.the-cma.com/wp-content/uploads/2016/05/karim-wearable-technology-final-2014.pdf
Kindermann, W. (2004). Anaerobe Schwelle. *Deutsche Zeitschrift für Sportmedizin, 55*(6), 161-162.

Sonner, Z., Wilder, E., Heikenfeld, J., Kasting, G., Beyette, F., Swaile, D., Sherman, F., Joyce, J., Hagen, J., Kelley-Loughnane, N. & Naik, R. (2015). The microfluidics of the eccrine sweat gland, including biomarker partitioning, transport, and biosensing implications. *Biomicrofluidics, 9*(3), https://doi.org/10.1063/1.4921039

Wahl, P., Bloch, W. & Mester, J. (2009). Moderne Betrachtungsweisen des Laktats: Laktat ein überschätztes und zugleich unterschätztes Molekül. *Schweizerische Zeitschrift für Sportmedizin und Sporttraumatologie, 57*(3), 10.

JULIA GRÄF, KERSTIN LÜDTKE & BETTINA WOLLESEN

Reduktion von Nackenbeschwerden durch Arbeitsplatzoptimierung bei Prüftätigkeiten in einem industriellen Setting

Einleitung

Haltungsbedingte Fehlbelastungen gehören zu den größten Risikofaktoren für die Entstehung muskuloskelettaler Erkrankungen (MSE) am Arbeitsplatz (da Costa & Vieira, 2010). Viele dieser Arbeitsplätze sind in der Fertigungsindustrie vorzufinden. Dort ergeben sich durch manuell-repetitive Tätigkeiten über einen langen Zeitraum oder durch Zwangshaltungen aufgrund bestimmter Arbeitsvorgänge erhöhte Belastungsfaktoren. Insbesondere manuell-repetitiver Prüfvorgänge erfordern eine gehaltene und oft übermäßige Flexion der Halswirbelsäule (HWS) durch das Herabschauen auf den zu prüfenden Gegenstand (De-la-Llave-Rincón et al., 2009). Dies erhöht die Aktivität des M. trapezius (Knight & Baber, 2004, Szeto, Straker & O'Sullivan, 2005) der oft subjektiv als „verspannt" wahrgenommen wird. Verstärkt wird dieser Effekt durch Schulterprotrakion und -innenrotation aufgrund der Schwerkraft (Novak, 2004). Daraufhin kann es zum Beispiel zu einer Einklemmung des Nervus medianus in der HWS zwischen den Segmenten C5 und C6 kommen, da höhere Kräfte auf der gesamten Wirbelsäule, besonders dem oberen Abschnitt lasten (Hansraj, 2014; Knight & Baber, 2004; Novak, 2004). Oft wird zur Vermeidung von anhaltenden Überlastungspositionen empfohlen, sitzende und stehende Tätigkeiten abzuwechseln. Es gibt jedoch auch Berichte, die eine Vermeidung beider, sitzender und stehender gehaltener Positionen am Arbeitsplatz empfehlen (Messing et al., 2015). Für Prüftätigkeiten ist nicht geklärt, ob der Wechsel zu einer stehenden Position überhaupt eine Entlastung der Nackenmuskulatur und insbesondere des M.trapezius als den Kennmuskel bei Verspannungssyndromen, ergibt.
Manuell-repetitive Tätigkeiten im industriellen Setting und die damit einhergehenden ungünstigen Körperhaltungen und gleichzeitigen Überlastung des Nacken-Hand-Arm-Systems verschulden hohe Fallzahlen in den Statistiken der Berufskrankheiten (2113), die durch ergonomische Arbeitsplatzveränderungen reduziert werden könnten (Hoehne-Hückstädt et al., 2014).
Das Ziel dieser Studie war das bestehende Lupensystem als Hilfsmittel für Prüftätigkeiten als klassischen, belastenden Arbeitsplatz mit einem alternativen Kamerasystem als ergonomisch optimierten Arbeitsplatz zur Reduktion von Nackenbeschwerden auf Basis subjektiver und objektiver Parameter zu vergleichen. Der Vergleich der Arbeitsplätze diente der Herausarbeitung der Unterschiede in der Nackenstellung, der elektrischen Aktivität des M.trapezius, der subjektiv wahrgenommenen Belastung und der Produktivität. Das neue Kamerasystem soll eine Entlastung der Nackenmuskulatur ermöglichen, da eine aufrechtere, neutrale Kopfhaltung und eine

neutrale Handgelenkstellung eingenommen werden kann. Der Blick der Person richtet sich dabei geradeaus auf einen Bildschirm, anstatt mit herabgeneigter Kopfposition durch die Lupe auf ein Prüfstück. Dadurch bleiben Kopf und Oberkörper in natürlicher Position, wodurch sich eine Verringerung der Prävalenz für Beschwerden durch nicht optimale Oberkörperhaltung ergibt (Braun & Amundson, 1989).

Methode

Studiendesign

Die Studie war als einfachverblindetes randomisiertes Crossover Studiendesign angelegt und wurde der lokalen Ethikkommission der Fakultät für Psychologie und Bewegungswissenschaft der Universität Hamburg (2018_158) vorgelegt. Die Datenerhebung erfolgte am Institut für Bewegungswissenschaft der Universität Hamburg zwischen dem 8.-31. Januar 2018.

Personenstichprobe

Um eine möglichst umfassende Aussagekraft der Ergebnisse zu gewährleisten, nahmen an dieser Studie weibliche sowie männliche Personen teil. Vor dem Hintergrund vergleichbarer Studien, wurde eine Stichprobengröße zwischen 10-20 Personen angestrebt (Lee et al., 2017; Yoo, 2013). Eingeschlossen wurden gesunde Personen im erwerbsfähigen Alter. Als Ausschlusskriterien galten akute muskuloskeletale Erkrankungen. Insgesamt nahmen 16 zu gleichen Teilen männliche und weibliche Proband/innen im Alter zwischen 22 bis 36 Jahren, einer durchschnittlichen Körpergröße von 175,6 cm und einem durchschnittlichen Körpergewicht von 75,4 kg teil. Die Teilnehmer wurden nach der Reihenfolge der Teilnahme den jeweiligen Nummern der Randomisierungsliste zugewiesen, welche eine zufällige Zuteilung zu den Untersuchungssituationen ermöglichte.

Messinstrumente

Als primärer Zielparameter galt die Ermittlung einer vorgeschobenen Kopfposition (forward head posture, FHP) anhand des cranio-vertebralen Winkels (CVA) mittels 2D-Kinemetrie (siehe Abb. 1) (De-la-Llave-Rincón et al., 2009). Hierfür wurden der siebte Halswirbel (C7) und der Tragus des Ohres markiert. Diese Punkte dienten als Anhaltspunkte für die Berechnung des CVA, welcher über die horizontale Linie in Verbindung zwischen C7 und dem Tragus des Ohres berechnet wurde. Je kleiner dieser Winkel ist, desto ausgeprägter ist eine FHP. Dieses Verfahren wurde in Studien bereits erfolgreich eigesetzt und mit einem ICC von bis zu 0,88 bestätigt (De-la-Llave-Rincón et al., 2009). Die Analyse erfolgte über eine seitliche Videoaufnahme im Abstand von 1,5 m auf individueller Schulterhöhe.

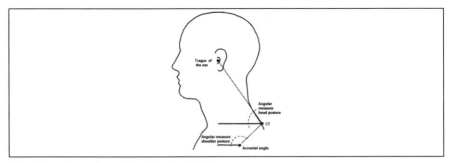

Abb. 1. Berechnung des cranio-vertebralen Winkels.

Die sekundären Parameter umfassten die elektrische Aktivität des M. Trapezius pars descendens mittels Oberflächenelektromyographie (OEMG), das allgemeine subjektive Belastungsempfinden via Borg Skala und das für die spezifischen Regionen wie des Nackens, der Schultern und beider Hände (Borg, 1982) sowie die Produktivität, gemessen anhand der überprüften Stückzahl pro Zeiteinheit.

Die Aufzeichnung der OEMG Daten erfolgte jeweils in den ersten und letzten 5 Minuten der Arbeitsphasen mit einer Abtastrate von 2000Hz und einer nachträglichen Gleichrichtung und Filterung mittels Butterworth Low- und High-Pass Filter (Low-Pass Cut-off 400 Hz, 2. Ordnung; High-Pass Cut-off 10 Hz, 2. Ordnung). Die Berechnung der elektromyographischen Aktivität resultierte aus dem Frequenz-Leistungs-Spektrum, dem Root-Mean-Square (RMS) (Kluth et al., 2013). Zur Amplitudennormalisierung wurde zuvor ein standardisierter maximum voluntary vontraction Test (MVC) nach *SENIAM*-Richtlinien durchgeführt (Konrad, 2005).

Durchführung

Die Proband/innen hatten die Aufgabe in zwei unterschiedlichen Arbeitssituationen – mit einem Lupensystem und einem Kamerasystem – Prüftätigkeiten kleiner Werkstücke durchzuführen. Dafür nahmen sie einmal eine sitzende und einmal eine stehende Körperhaltung ein. Daraus ergaben sich vier Untersuchungssituationen, die in randomisierter Reihenfolge stattfanden. Die Tätigkeitsphasen umfassten jeweils eine Dauer von 20 Minuten. Aufgrund etwaiger entstehender physischer und psychischer Ermüdung, fanden die letzten beiden Messungen an einem anderen Tag statt. Nach jedem Durchgang bewerteten die Proband/innen ihr subjektives Belastungsempfinden und die Zählung der überprüften Werkstücke fand durch die Versuchsleitung statt.

Statistische Methoden

Die einfach-verblindete statistische Analyse des CVA erfolgte mittels Varianzanalyse mit Messwiederholung; die OEMG Daten wurden mit dem nicht-parametrischen Friedman-Test analysiert, da keine Normalverteilung der Daten vorlag. Zusätzlich wurden Bonferroni-korrigierte post-hoc Tests durchgeführt. Die Auswertung der subjektiven Belastungsnormativa sowie der Stückzahl erfolgte ebenfalls durch den Friedman-Test.

Ergebnisse

Die statistische Analyse des CVA (Tab. 1) zeigte einen signifikanten Unterschied mit einer ausgeprägten FHP während der Lupensituationen verglichen mit den Kamerasituationen ($F_{(2,05;30,72)}$ = 36,68; $p < 0,001$; η_p^2 = 0,71). Post-hoc Tests zeigten signifikante Unterschiede zwischen folgenden Situationen: Kamera sitzend und Lupe sitzend (14,1°; 95% CI 6,6°–21,7°), Kamera stehend und Lupe sitzend (16,2°; 95% CI 8,8°– 23,6°), Kamera sitzend und Lupe stehend (13,9°; 95% CI 8,4°–19,5°) und Kamera stehend und Lupe stehend (16,0°; 95% CI 9,7°–22,3°). Übereinstimmend wurde ein kleinerer CVA in den Lupensituationen (28,4° ± 9,5) im Gegensatz zu dem Kamerasystem (43,5° ± 7,1) gemessen. Innerhalb der Lupen- und der Kamerasituationen zeigten sich keine signifikanten Unterschiede zwischen stehender und sitzender Position.

Tab. 1. *Cranio-vertebraler Winkel*

		CVA [°] (M ± SD)	Haupteffekt[a]
Lupe	sitzend	28,4 ± 10,4	$F_{(2,05;30,72)}$ = 36,68; $p < 0,001$*; η_p^2 = 0,71
	stehend	28,5 ± 08,8	
Kamera	sitzend	42,5 ± 06,7	
	stehend	44,6 ± 07,5	

M = Mittelwert; SD = Standardabweichung; [a] = ANOVA mit Messwiederholung; * = auf dem p < 0,05 Niveau signifikant

Die Analyse der elektrischen Aktivität (Tab. 2) zeigte signifikante Unterschiede zwischen den Situationen ($Chi^2_{(3)}$ = 11,48; p = 0,009). Post-hoc Tests ergaben signifikante Unterschiede zwischen folgenden Situationen: Lupe stehend und Lupe sitzend (z = 2,88; $p_{angepasst}$ = 0,02) mit einem geringeren Werten in der stehenden Position; zwischen Kamera stehend und Lupe sitzend (z = 2,88; $p_{angepasst}$ = 0,02) mit geringeren Werten in der Kamerasituation.

Tab. 2. *Elektrische Aktivität*

		MVC [%] (M ± SD)	Haupteffekt[a]
Lupe	sitzend	18 ± 16	$Chi^2_{(3)}$ = 11,48; p = 0,009*
	stehend	13 ± 10	
Kamera	sitzend	11 ± 07	
	stehend	09 ± 06	

M = Mittelwert; SD = Standardabweichung; [a] = ANOVA mit Messwiederholung; * = auf dem p < 0,05 Niveau signifikant

Die Analyse der subjektiven Parameter (Tab. 3) zeigte signifikante Unterschiede zwischen den Situationen für das allgemeine Belastungsempfinden ($Chi^2_{(3)}$ = 10,56; p = 0,01).

Der post-hoc Test ergab einen signifikant größere CVA während der Kamerasituation in sitzender Position verglichen mit der Lupensituation im Stehen (z = 2,67; $p_{angepasst}$ = 0,05). Die Analyse des subjektiven Belastungsempfindens für den Nacken zeigte ebenfalls signifikante Unterschiede zwischen den Situationen ($Chi^2_{(3)}$ = 10,53; p = 0,02). Die weiteren subjektiven Parameter zeigten alle ein geringeres Belastungsempfinden während der Verwendung des Kamerasystems, jedoch ohne signifikante Effekte.

Tab. 3. *Subjektives Belastungsempfinden Borg Score*

		Lupe [Score]	Kamera [Score]	Haupteffekt[a]
Allgemein	sitzend	09 ± 2	09 ± 2	$Chi^2_{(3)}$ = 10,56; p = 0,01*
	stehend	11 ± 2	10 ± 2	
Nacken	sitzend	10 ± 2	09 ± 2	$Chi^2_{(3)}$ = 10,53; p = 0,02*
	stehend	11 ± 3	09 ± 2	
Schultern	sitzend	10 ± 2	09 ± 3	$Chi^2_{(3)}$ = 05,10; p = 0,16
	stehend	10 ± 3	09 ± 2	
rechte Hand	sitzend	08 ± 1	08 ± 1	$Chi^2_{(3)}$ = 06,46; p = 0,09
	stehend	08 ± 2	08 ± 1	
linke Hand	sitzend	08 ± 1	07 ± 1	$Chi^2_{(3)}$ = 04,61; p = 0,20
	stehend	08 ± 2	08 ± 1	

M = Mittelwert; SD = Standardabweichung; [a] = Friedmann Test; * = auf dem p < 0,05 Niveau signifikant

Die Analyse der Produktivität ergab keine signifikanten Unterschiede zwischen den vier Situationen ($Chi^2_{(3)}$ = 0,51; p = 0,92).

Diskussion

Das Ziel dieser Studie war eine Reduktion der physischen Belastung des Nackenbereichs und eine Risikominimierung für die Entwicklung eines Double-Crush-Phänomens (mit potentiellem sekundärem Karpaltunnelsyndrom) zu bewirken. Dies sollte über den Vergleich des klassischen Lupensystems mit einem neuen Kamerasystem in Hinblick auf Belastungsnormativa wie der Nackenstellung, der muskulären Aktivierung, dem subjektiven Belastungsempfinden und der Produktivität analysiert werden. Die Ergebnisse zeigten eine aufrechte, neutrale Nackenstellung, eine geringere muskuläre Aktivierung und ein geringeres subjektives Belastungsempfinden im Allgemeinen, sowie spezifisch für den Nackenbereich während der Kamerasituationen. Der kleinere CVA, der die aufrechte Nackenhaltung beschreibt, geht demnach mit einer reduzierten Belastung der muskulären Strukturen des Nacken- und Schulterbereichs einher, da durch das Geradeaus-Schauen auf einen Bildschirm während der Prüftätigkeit keine Zwangshaltung in unnatürlicher Oberkörperposition eingenommen wird. Dadurch wirken geringere Kräfte auf die Halswirbelsäule, und die muskuläre Belastung sinkt, wie bereits vergleichbare Studien in Zusammenhang mit dem Grad der Nackenflexion und der Krafteinwirkung demonstrierten (Hansraj, 2014). Analog zu der Untersuchung von Knight und Baber (2004) zeigte sich auch hier unter Verwendung des Kamerasystems ein geringeres subjektives Belastungsempfinden für den Nackenbereich, wenn geringere Kräfte auf die HWS wirken. Vor dem Hintergrund der manuell-repetitiven Tätigkeit in Zwangshaltung und der damit verbundenen steigenden Prävalenzen von MSE, kann eine Implementierung des Kamerasystems präventiv vor Beschwerden in der Nackenregion schützen. In diesem Zusammenhang ist von einem präventiven Effekt in Bezug auf das DCP auszugehen, da es durch die Reduktion der Krafteinwirkung auf die HWS zu einer geringeren Irritation der Nervenwurzel des N. medianus kommt. Somit wird der Entstehung eines DCP und in Folge eines KTS entgegengewirkt. Darüber hinaus zeigten sich keine Produktivitätseinbußen in Hinblick auf die Verwendung des neuen Kamerasystems, was einen entscheidenden Faktor für die Wirtschaftlichkeit eines Unternehmens darstellt.

Da einer Veränderung des charakteristischen manuell-repetitiven Arbeitsprozesses von Prüftätigkeiten nicht in entsprechender Weise durch Änderung des Arbeitsvorganges entgegengewirkt werden kann, besteht hier weiterhin ein erhöhtes Risiko für eine Überlastung des Hand-Arm-Systems. Weitere Untersuchungen über eine Veränderung im Arbeitsprozess sollten die nächsten Schritte in der Prävention von MSE des Schulter-Arm-Systems an Arbeitsplätzen mit Prüftätigkeiten sein.

Literatur

Aboonq, M. S. (2015). Pathophysiology of carpal tunnel syndrome. *Neurosciences, 20*(1), 4–9.
Borg, G. A. (1982). Psychophysical bases of perceived exertion. *Medicine and Science in Sports and Exercise, 14*(5), 377–381.
Braun, B. L., & Amundson, L. R. (1989). Quantitative assessment of head and shoulder posture. *Archives of Physical Medicine and Rehabilitation, 70*(4), 322–329.
Cohen, B. H., Gaspar, M. P., Daniels, A. H., Akelman, E., & Kane, P. M. (2016). Multifocal Neuropathy: Expanding the Scope of Double Crush Syndrome. *The Journal of Hand Surgery, 41*(12), 1171–1175.
Da Costa, B. R., & Vieira, E. R. (2010). Risk factors for work-related musculoskeletal disorders: A systematic review of recent longitudinal studies. *American Journal of Industrial Medicine, 53*(3), 285–323.
De-la-Llave-Rincón, A. I., Fernández-de-las-Peñas, C., Palacios-Ceña, D., & Cleland, J. A. (2009). Increased forward head posture and restricted cervical range of motion in patients with carpal tunnel syndrome. *The Journal of Orthopaedic and Sports Physical Therapy, 39*(9), 658–664.
Giersiepen, K., & Spallek, M. (2011). Carpal tunnel syndrome as an occupational disease. *Deutsches Ärzteblatt International, 108*(14), 238–242.
Hansraj, K. K. (2014). Assessment of stresses in the cervical spine caused by posture and position of the head. *Surgical Technology International, 277*–279.
Hoehne-Hückstädt, U., Schedlbauer, G., Hartmann, B., Sander, M., Spallek, M., & Zagrodnik, F. (2014). Das Karpaltunnelsyndrom als Berufskrankheit. *Zentralblatt für Arbeitsmedizin, Arbeitsschutz und Ergonomie, 64*(2), 113–116.
Kane, P. M., Daniels, A. H., & Akelman, E. (2015). Double Crush Syndrome. *The Journal of the American Academy of Orthopaedic Surgeons, 23*(9), 558–562.
Kluth, K., Steinhilber, B., & Nesseler, T. (2013). Oberflächen-Elektromyographie in der Arbeitsmedizin, Arbeitsphysiologie und Arbeitswissenschaft. *Zeitschrift für Arbeitswissenschaft, 67*(2), 113–128.

Knight, J. F., & Baber, C. (2004). Neck muscle activity and perceived pain and discomfort due to variations of head load and posture. *Aviation, space, and environmental medicine, 75*(2), 123–131.

Konrad, P. (2005). *EMG-FIBEL: Eine praxisoriente Einführung in die kinesiologische Elektromyographie*. Köln.

Lee, S., Lee, Y., & Chung, Y. (2017). Effect of changes in head postures during use of laptops on muscle activity of the neck and trunk. *Physical Therapy Rehabilitation Science, 6*(1), 33–38.

Messing, K., Stock, S., Côté, J., & Tissot, F. (2015). Is sitting worse than static standing? How a gender analysis can move us toward understanding determinants and effects of occupational standing and walking. *Journal of occupational and environmental hygiene, 12*(3), D11-D17.

Novak, C. B. (2004). Upper extremity work-related musculoskeletal disorders: A treatment perspective. *The Journal of Orthopaedic and Sports Physical Therapy, 34*(10), 628–637.

Szeto, G.P.Y., Straker, L.M., O'Sullivan, P.B. (2005). A comparison of symptomatic and asymptomatic office workers performing monotonous keyboard work—2: Neck and shoulder kinematics. *Manual Therapy, 10*(4), 281–291. doi: 10.1016/j.math.2005.01.005.

Yoo, W.-G. (2013). Effect of the Neck Retraction Taping (NRT) on Forward Head Posture and the Upper Trapezius Muscle during Computer Work. *Journal of Physical Therapy Science, 25*(5), 581–582.

JULIA GRÄF, MYRIAM DRIES-WEGENER, KERSTIN LÜDTKE & BETTINA WOLLESEN

Reduktion physiologischer Belastungsfaktoren durch ergonomische Arbeitsplatzveränderungen an einen Prüfarbeitsplatz in der Fertigungsindustrie

Einleitung

Ungünstige Körperhaltungen z. B. Zwangshaltungen begünstigen das Risiko und die Entstehung muskuloskelettaler Erkrankungen (MSE) (da Costa & Vieira, 2010). Aktuell sind hierbei auch Industriearbeitsplätze mit häufigen manuell-repetitiven Tätigkeiten im Fokus, da hier ein erhöhter Belastungsfaktor für das Schulter-Arm-System entstehen kann. So kann es auf Grund der spezifischen Arbeitsvorgänge manuell-repetitiver Prüfvorgänge zu Überlastungen der Hände und Handgelenke kommen und das Risiko für die Entwicklung eines Karpaltunnelsyndroms (KTS) erhöhen (Giersiepen & Spallek, 2011). Daneben kann ein KTS in vielen Fällen infolge ungünstiger Haltungen des Kopfes auftreten, wie sie etwa während Prüftätigkeiten aufgrund der übermäßigen Flexion der Halswirbelsäule (HWS) durch das Herabschauen hervorgerufen werden (De-la-Llave-Rincón et al., 2009). Daraufhin kann es zu einer Einklemmung des Nervus medianus in der HWS zwischen den Segmenten C5 und C6 kommen, da höhere Kräfte auf der gesamten Wirbelsäule, besonders aber deren oberen Abschnitt lasten (Hansraj, 2014; Knight & Baber, 2004; Novak, 2004). Der Nervus medianus verläuft in der Peripherie durch die Einengung an der Innenseite des Handgelenks, dem Karpaltunnel und endet in Daumen, Zeige- und Mittelfinger und der Hälfte des Ringfingers (Aboonq, 2015). Durch Kompression des Nervs infolge von Überreizungen und Schwellungen des Gewebes, führt dies zu Taubheitsgefühlen, nächtlichen Schmerzen und Kribbeln, im weiteren Verlauf auch zu tagsüber auftretenden Beschwerden. Daraus kann eine verminderte Handkraft und -motorik resultieren (Aboonq, 2015).

Der Zusammenhang zwischen der Nackenschmerzsymptomatik und der damit verbundenen erhöhten Anfälligkeit des Nervs für weitere Läsionen -wie dem KTS- wird in der Literatur als Double-Crush-Phänomen (DCP) beschrieben. Dies kennzeichnet eine gleichzeitige Kompression an zwei oder mehr Stellen eines peripheren Nervs (Cohen et al., 2016). Als prädisponierender Faktor wird von einer Schädigung der zervikalen Nervenwurzel als *first crush* ausgegangen. Die Entwicklung eines KTS beschreibt hier den *second crush* (Kane et al., 2015). Aufgrund der Charakteristik der manuell-repetitiven Tätigkeiten im industriellen Setting und der damit einhergehenden ungünstigen Körperhaltung und gleichzeitigen Überlastung des Hand-Arm-Systems entstehen hohe Fallzahlen in den Statistiken der Berufskrankheiten (BK 2113 und BK 2109), die durch ergonomische Arbeitsplatzveränderungen reduziert werden könnten (Hoehne-Hückstädt et al., 2014).

Das Ziel dieser Studie war die Ermittlung von Unterschieden hinsichtlich der physischen Beanspruchung zwischen einem ergonomisch optimierten und einem herkömmlichen Arbeitsplatz für Prüftätigkeiten anhand physischer Belastungsnormativa wie der muskulären Aktivität, der Nackenstellung und des Krafteinsatzes der Hände.

Methode

Studiendesign

Die Studie war als einfach-verblindetes randomisiertes Crossover Studiendesign angelegt und wurde der lokalen Ethikkommission der Fakultät für Psychologie und Bewegungswissenschaft der Universität Hamburg (2018_158) vorgelegt. Die Datenerhebung erfolgte in Kooperation mit einem Automobilzulieferer am Standort Northeim vom 01.-31. Mai 2018.

Personenstichprobe

Vor dem Hintergrund vergleichbarer Studien, wurde eine Stichprobengröße zwischen 10 bis 20 männlichen und weiblichen Proband/innen angestrebt (Lee et al., 2017; Yoo, 2013). Eingeschlossen wurden gesunde Mitarbeiter/innen aus der Fertigungsbranche. Als Ausschlusskriterien galten akute muskuloskelettale Erkrankungen. Insgesamt nahmen n = 23 männliche und n = 11 weibliche Personen im Alter zwischen 40 bis 64 Jahren, einer durchschnittlichen Körpergröße von 172,5 cm und einem durchschnittlichen Körpergewicht von 83,7 kg teil. Die Teilnehmer/innen wurden nach der Reihenfolge der Teilnahme den jeweiligen Nummern der Randomisierungsliste zugewiesen, welche eine zufällige Zuteilung zu den Untersuchungssituationen ermöglichte.

Messinstrumente

Als primärer Zielparameter galt die Ermittlung der Nackenstellung via DIN ISO Norm 11226, DIN EN 1005-4 mittels 2D-Kinemetrie. Hierfür wurde bei den Versuchsteilnehmern zunächst der siebte Halswirbel (C7) markiert. Dieser diente als Anhaltspunkt für die Berechnung des Winkels, welcher die Kopfneigung zwischen der Senkrechten durch den C7 und dem Hinterkopf beschreibt. Dafür wurden Videoaufnahmen seitlich der Person auf individueller Schulterhöhe während der 5-minütigen Tätigkeiten durchgeführt.
Eine Halskrümmung von 0°-25° Flexion gilt nach DIN ISO Norm 11226 als unbedenklich. Darüber hinaus gehende Winkelstellungen > 25° Flexion oder geringer als 0° in der Extension beschreiben eine erhöhte Belastung für die umgebenden Strukturen (Hoehne-Hückstädt et al., 2007).
Als sekundäre Zielparameter dienten neben dem subjektiven Belastungsempfinden für die Bereiche des Nackens, der Schultern und beider Hände (Borg, 1982) die Aufzeichnung der muskulären Aktivität des M. Trapezius pars descendens sowie die aufgebrachte Kraft über die Bereiche der Hand mittels Handkraftmesshandschuh und die Produktivität anhand der ermittelten Stückzahl pro Untersuchungssituation.

Die Aufzeichnung der OEMG Daten erfolgte jeweils in den ersten und letzten 90 Sekunden der 5-minütigen Arbeitsphasen mit einer Abtastrate von 2000 Hz und einer nachträglichen Gleichrichtung und Filterung mittels Butterworth Low- und High-Pass Filter (Low-Pass Cut-off 400 Hz, 2. Ordnung; High-Pass Cut-off 10 Hz, 2. Ordnung). Die Berechnung der elektromyographischen Aktivität resultierte aus dem Frequenz-Leistungs-Spektrum, dem Root-Mean-Square (RMS) (Kluth et al., 2013). Zur Amplitudennormalisierung wurde zuvor ein standardisierter maximum voluntary vontraction Test (MVC) nach SENIAM-Richtlinien durchgeführt (Konrad, 2005).

Das *pliance©-xf System* des Herstellers *novel* dient der elektrischen statischen und dynamischen Kraftverteilungsmessung und funktionellen Diagnostik der Hand. Über spezielle Druckmessplatten, bestehend aus mehreren Sensoren auf der Handfläche und den einzelnen Fingern, findet eine Detektion der resultierenden Kräfte und Drücke unter anderem bei Greifvorgängen während bestimmter Tätigkeiten statt. Dies dient einer objektiven biomechanischen Funktionsanalyse der Hand (Seitz, 2012). Erste Studien zeigten valide und zuverlässige Ergebnisse mit einem vergleichbaren System (Mühldorfer-Fodor et al., 2014). Das in dieser Studie verwendete pliance©-xf System erfasste über einzelne Sensoren mit einer Samplingrate von 100 Hz, parallel zu den Videoaufzeichnungen und der OEMG während der Tätigkeiten alle Kraft- und Druckverteilungen der Hand und der Finger.

Durchführung

Die Proband/innen hatten die Aufgabe, 5-minütige Prüftätigkeiten an einem klassischen Arbeitsplatz mit einer ebenen Arbeitsfläche und an einem ergonomisch optimierten Arbeitsplatz mit einer Tischneigung von 45° in sitzender Körperhaltung auszuführen. Durch die Tischneigung sollte eine aufrechte Kopfhaltung während der Tätigkeiten ermöglicht werden. Während der ersten und letzten 90 Sekunden erfolgten die parallelen Messungen der Videoaufnahme, der elektrischen Aktivität und der Verteilung der Kraft über die Bereiche der Hand mittels Handkraftmesshandschuh. Nach jedem Durchgang zählte die Messleitung die überprüften Werkstücke und die Proband/innen gaben ihre subjektive Einschätzung der Belastung an.

Statistische Methoden

Die einfach-verblindete statistische Analyse der Nackenstellung nach DIN ISO 11226, die elektrische Aktivität der Muskulatur und das Kraftniveau der Handbereiche erfolgte mittels Varianzanalyse mit Messwiederholung; die Analyse der subjektiven Parameter sowie der Produktivität erfolgten mittels Friedman-Test.

Ergebnisse

Die Analyse der Nackenstellung nach DIN ISO Norm 11226 und DIN EN 1005-4 zeigte signifikant kleinere Winkel an der ergonomisch angepassten Arbeitsfläche, was eine aufrechte Kopfhaltung widerspiegelt ($F_{(1,33)}$ = 145,52; $p < 0,001$; $\eta_p^2 = 0,815$) (Tab. 1).

Tab. 1. Nackenstellung nach DIN ISO Norm

	ISO [°] (M ± SD)	Haupteffekt[a]
klassisch	18,62° ± 10,53°	$F_{(1,33)} = 145{,}52$; $p < 0{,}001$; $\eta_p^2 = 0{,}815$*
ergonomisch optimiert	6,38° ± 7,55°	

M = Mittelwert; SD = Standardabweichung; [a] = ANOVA mit Messwiederholung; * = auf dem p < 0,05 Niveau signifikant

Tabelle 2 zeigt die Ergebnisse der elektrischen Aktivität des M. Trapezius. Hierbei zeigten sich keine signifikanten Unterschiede zwischen den beiden Arbeitssituationen.

Tab. 2. Elektrische Aktivität

	MVC [%] (M ± SD)	Haupteffekt[a]
klassisch	25,24 ± 12,28	$F_{(1,33)} = 0{,}279$; $p = 0{,}60$; $\eta_p^2 = 0{,}008$
ergonomisch optimiert	24,41 ± 14,81	

M = Mittelwert; SD = Standardabweichung; [a] = ANOVA mit Messwiederholung

Tabelle 3 zeigt die Ergebnisse der Kraftverteilung auf die Bereiche der Hand während der Tätigkeiten. Hierbei ergab sich für keinen Bereich ein signifikanter Unterschied zwischen den Arbeitssituationen. Der Trend hin zu einer höheren Kraftentwicklung durch die ergonomische Optimierung lässt sich jedoch erkennen.

Tab. 3. Kraftverteilung auf die Bereiche der Hand

		Kraft [N] (M ± SD)	Haupteffekt[a]
Palm	klassisch	155,69 N ± 95,55 N	$F_{(1,33)} = 1{,}34$; $p = 0{,}26$; $\eta_p^2 = 0{,}39$
	ergonomisch optimiert	213,46 N ± 301,84 N	
Finger gesamt	klassisch	182,70 N ± 63,96 N	$F_{(1,33)} = 1{,}05$; $p = 0{,}31$; $\eta_p^2 = 0{,}03$
	ergonomisch optimiert	203,67 N ± 108,39 N	
Daumen	klassisch	86,92 N ± 30,23 N	$F_{(1,33)} = 0{,}64$; $p = 0{,}43$; $\eta_p^2 = 0{,}02$
	ergonomisch optimiert	91,63 N ± 29,99 N	
Zeigefinger	klassisch	125,63 N ± 52,04 N	$F_{(1,33)} = 0{,}35$; $p = 0{,}56$; $\eta_p^2 = 0{,}01$
	ergonomisch optimiert	130,41 N ± 46,51 N	
Mittelfinger	klassisch	82,32 N ± 19,94 N	$F_{(1,33)} = 1{,}21$; $p = 0{,}28$; $\eta_p^2 = 0{,}06$
	ergonomisch optimiert	86,46 N ± 25,81N	
Ringfinger	klassisch	42,95 N ± 27,84 N	$F_{(1,33)} = 0{,}03$; $p = 0{,}87$; $\eta_p^2 = 0{,}01$
	ergonomisch optimiert	41,97 N ± 33,60 N	
kleiner Finger	klassisch	28,15 N ± 24,32 N	$F_{(1,33)} = 0{,}71$; $p = 0{,}41$; $\eta_p^2 = 0{,}02$
	ergonomisch optimiert	23,33 N ± 27,05 N	

M = Mittelwert; SD = Standardabweichung; [a] = ANOVA mit Messwiederholung

Tabelle 4 stellt das subjektive Belastungsempfinden der Proband/innen im Anschluss an die jeweiligen Arbeitsphasen dar. Es zeigte sich ein signifikanter Unterschied zwischen den Arbeitssituationen für die subjektive Belastung der rechten Hand mit einem geringeren Skalenwert in der ergonomisch optimierten Situation ($Chi^2_{(1)} = 4{,}48$; $p = 0{,}03$).

Tab. 4. Subjektives Belastungsempfinden

		Borg (M ± SD)	Haupteffekt[a]
allgemein	klassisch	13,0 ± 1,9	$Chi^2_{(1)} = 0,62; p = 0,43$
	ergonomisch optimiert	12,7 ± 1,9	
Nacken	klassisch	12,3 ± 2,1	$Chi^2_{(1)} = 1,39; p = 0,24$
	ergonomisch optimiert	11,6 ± 2,1	
Schultern	klassisch	12,4 ± 2,3	$Chi^2_{(1)} = 0,15; p = 0,70$
	ergonomisch optimiert	12,2 ± 1,8	
rechte Hand	klassisch	14,5 ± 2,2	**$Chi^2_{(1)} = 4,48; p = 0,03$***
	ergonomisch optimiert	14,0 ± 2,1	
linke Hand	klassisch	13,5 ± 2,0	$Chi^2_{(1)} = 1,39; p = 0,24$
	ergonomisch optimiert	13,1 ± 2,1	

M = Mittelwert; SD = Standardabweichung; [a] = Friedman Test; * = auf dem p < 0,05 Niveau signifikant

Für die Produktivität ergaben sich keine signifikanten Unterschiede zwischen den Arbeitssituationen ($Chi_{(1)} = 2,94; p = 0,09$).

Diskussion

Diese Studie hatte als Ziel einen ergonomisch optimierten mit einem klassischen Arbeitsplatz für manuell-repetitive Tätigkeiten hinsichtlich belastender physiologischer Parameter zu untersuchen. Die Ergebnisse zeigten, dass das subjektive Belastungsempfinden der Proband/innen sank, wenn sie eine aufrechte Kopfhaltung in den Situationen mit der Tischneigung einnahmen. Diese ergonomische Umgestaltung hielt die Proband/innen dazu an, das Prüfstück auf Augenhöhe zu inspizieren und dadurch eine aufrechte Kopfhaltung einzunehmen. Verglichen dazu zeigten sie während der Tätigkeiten an dem klassischen Arbeitsplatz mit einer ebenen Fläche, eine starke Flexion in der Nackenregion und damit einhergehende größere DIN ISO Winkel, die bereits ein belastungsverträgliches Maß überschritten. Vergleichbare Untersuchungen konnten ein höheres subjektives Belastungsempfinden unter höheren Krafteinwirkungen auf die HWS, welche bei zunehmender Flexion vorzufinden sind bereits hervorbringen (Hansraj, 2014; Knight & Baber, 2004). Die elektrische Muskelaktivität zeigte hingegen keine signifikanten Unterschiede zwischen den beiden Körperhaltungen. Dies ist auf die individuelle Haltung der Proband/innen zurückzuführen, da die Untersuchungen während der Arbeitszeiten stattfanden und bereits eine Vorbelastung vorgelegen haben könnte. Zudem berichtete die Mehrheit von persistierenden Beschwerden im Nacken- oder Hand-Arm-Bereich, was in einer erhöhten elektrischen Aktivität des M. Trapezius bereits in Ruhe resultiert.
Weiterhin konnten tendenziell höhere Kraftwerte über die Hände erzeugt werden, wenn die Proband/innen eine aufrechte Kopfhaltung an der Tischschräge einnahmen. Dies verdeutlicht den Zusammenhang zwischen der Nackenstellung und der Symptomatik der Nervenüberreizung beziehungsweise der Kraftentwicklung des Hand-Arm-Systems vor dem Hintergrund des DCP (Aboonq, 2015; Cohen et al., 2016).

Vor dem Hintergrund des DCP und der Folgeerscheinungen wie der Entwicklung eines KTS, könnte die ergonomische Optimierung einen präventiven Ansatz im industriellen Setting darstellen. Jedoch bleibt zu berücksichtigen, dass die manuell-repetitive Tätigkeit weiterhin als Risikofaktor für die Entwicklung oder Verstärkung der KTS-Symptomatik bestehen bleibt (Giersiepen & Spallek, 2011). Dies gilt es in weiteren ergonomischen Untersuchungen zu verringern und Möglichkeiten zur Belastungsreduzierung zu beschreiben und zu etablieren.

Literatur

Aboonq, M. S. (2015). Pathophysiology of carpal tunnel syndrome. *Neurosciences, 20*(1), 4–9.
Borg, G. A. (1982). Psychophysical bases of perceived exertion. *Medicine and Science in Sports and Exercise, 14*(5), 377–381.
Cohen, B. H., Gaspar, M. P., Daniels, A. H., Akelman, E., & Kane, P. M. (2016). Multifocal Neuropathy: Expanding the Scope of Double Crush Syndrome. *The Journal of Hand Surgery, 41*(12), 1171–1175.
Da Costa, B. R., & Vieira, E. R. (2010). Risk factors for work-related musculoskeletal disorders: A systematic review of recent longitudinal studies. *American Journal of Industrial Medicine, 53*(3), 285–323.
De-la-Llave-Rincón, A. I., Fernández-de-las-Peñas, C., Palacios-Ceña, D., & Cleland, J. A. (2009). Increased forward head posture and restricted cervical range of motion in patients with carpal tunnel syndrome. *The Journal of Orthopaedic and Sports Physical Therapy, 39*(9), 658–664.
Giersiepen, K., & Spallek, M. (2011). Carpal tunnel syndrome as an occupational disease. *Deutsches Ärzteblatt International, 108*(14), 238–242.
Hansraj, K. K. (2014). Assessment of stresses in the cervical spine caused by posture and position of the head. *Surgical Technology International, 25*, 277–279.
Hoehne-Hückstädt, U., Schedlbauer, G., Hartmann, B., Sander, M., Spallek, M., & Zagrodnik, F. (2014). Das Karpaltunnelsyndrom als Berufskrankheit. *Zentralblatt für Arbeitsmedizin, Arbeitsschutz und Ergonomie, 64*(2), 113–116.
Hoehne-Hückstädt, U., Herda, C., Ellegast, R., Hermanns, I., Hamburger, R., & Ditchen, D. (2007). *Muskel-Skelett-Erkrankungen der oberen Extremität und berufliche Tätigkeit: Entwicklung eines Systems zur Erfassung und messtechnischen wissenschaftlichen Bewertung von komplexen Bewegungen der oberen Extremität bei beruflichen Tätigkeiten:* DGUV/IFA.
Kane, P. M., Daniels, A. H., & Akelman, E. (2015). Double Crush Syndrome. *The Journal of the American Academy of Orthopaedic Surgeons, 23*(9), 558–562.
Kluth, K., Steinhilber, B., & Nesseler, T. (2013). Oberflächen-Elektromyographie in der Arbeitsmedizin, Arbeitsphysiologie und Arbeitswissenschaft. *Zeitschrift für Arbeitswissenschaft, 67*(2), 113–128.
Knight, J. F., & Baber, C. (2004). Neck muscle activity and perceived pain and discomfort due to variations of head load and posture. *Aviation, space, and environmental medicine, 75*(2), 123–131.
Konrad, P. (2005). *EMG-FIBEL: Eine praxisoriente Einführung in die kinesiologische Elektromyographie*. Köln.
Lee, S., Lee, Y., & Chung, Y. (2017). Effect of changes in head postures during use of laptops on muscle activity of the neck and trunk. *Physical Therapy Rehabilitation Science, 6*(1), 33–38.
Mühldorfer-Fodor, M., Ziegler, S., Harms, C., Neumann, J., Cristalli, A., Kalpen, A., ..., Prommersberger, K. J. (2014). Grip force monitoring on the hand: Manugraphy system versus Jamar dynamometer. *Archives of Orthopaedic and Trauma Surgery, 134*(8), 1179–1188.
Novak, C. B. (2004). Upper extremity work-related musculoskeletal disorders: A treatment perspective. *The Journal of Orthopaedic and Sports Physical Therapy, 34*(10), 628–637.
Seitz, P. (2012). Kräfte und Drücke am menschlichen Körper und ihre Bestimmung. *Orthopädie-Technik, 12*(12), 34–37.
Yoo, W.-G. (2013). Effect of the Neck Retraction Taping (NRT) on Forward Head Posture and the Upper Trapezius Muscle during Computer Work. *Journal of Physical Therapy Science, 25*(5), 581–582.

TIM SCHUBERT, ANDREAS ARGUBI-WOLLESEN & ROBERT WEIDNER

Entwicklung und biomechanische Überprüfung einer aktiven und weichen Sprunggelenksorthese für Patienten mit Fußheberschwäche: eine Pilotstudie

Einleitung

Unfälle und Erkrankungen wie Multiple Sklerose, Schlaganfälle oder Bandscheibenläsionen können zu neurologischen Beeinträchtigungen führen, die das Gangbild negativ beeinflussen (Chisholm et al., 2013). Durch eine Läsion des N. common peroneal folgt häufig eine Schwäche in der Fußhebermuskulatur. Patienten, die aufgrund neurologischer Beeinträchtigungen unter einer Fußheberschwäche leiden, zeigen beim Gehen veränderte Bewegungsmuster der Dorsalflexion des Sprunggelenks. Dieses als „Fallfuß" und in internationaler Literatur „drop foot" bezeichnete Symptom kennzeichnet eine unzureichende Dorsalflexion im oberen Sprunggelenk im Verlaufe der Schwungphase beim Gehen. Der hierdurch hervorgerufene unzureichende Zehenabstand zum Boden beim Gehen, Probleme des Sprunggelenks sowie Muskelschwäche in den unteren Extremitäten werden mit einem größeren Sturzrisiko und hierdurch hervorgerufener Sturzangst assoziiert (Hamacher et al., 2014; Toebes et al., 2015). Sprunggelenksorthesen stellen einen Ansatz dar, rehabilitative Maßnahmen und Alltagsaktivitäten zu unterstützen (Hussain et al., 2017). Hierbei lassen sich passive Orthesen von aktiven Systemen mit integrierter Aktuatorik (Antriebselement zur Umsetzung elektrischer Signale in eine mechanische Bewegung) unterscheiden. Zumeist werden für Patienten passive Orthesen verwendet, welche den Fuß in flektierter Position fixieren. Dies inhibiert die vorantreibende Kraft in der Abstoßphase des Gehens, bietet oftmals nur schlechten Tragekomfort und führt zur Verringerung der Muskelaktivität (Vistamehr et al., 2014). Im Rahmen einer orthesengestützten Rehabilitation des Gangbildes sollte die Muskulatur des Patienten Unterstützung erfahren, allerdings nicht komplett entlastet werden (Lairamore et al., 2011; Leung & Moseley, 2003). Daher wurde an der Helmut-Schmidt-Universität in Hamburg eine aktive und weiche Orthese entwickelt, die Patienten mittels angepasster Kraftunterstützung eine funktionale, aktive Dorsalflexion des Sprunggelenks ermöglicht, ohne andere Freiheitsgrade der Bewegung einzuschränken. Während des iterativen Entwicklungsprozess der Orthese erfolgt eine biomechanische Validierung des Systems (vgl. Vorgehen nach Weidner et al., 2019). Diese soll zunächst bei gesunden Probanden mögliche Restriktionen des Systems auf die Freiheitsgrade des Sprunggelenks erfassen, um nachfolgend die Orthese so auszugestalten, dass die Nutzung der Orthese ein funktionales Gangbild aufrechterhält.

Das Ziel der hier vorgestellten Studie ist die Überprüfung der Winkelverläufe der Dorsalflexion, Inversion und Adduktion des Fußes beim Gehen mit und ohne Orthese der ersten Entwicklungsstufe bei neurologisch intakten Personen. Zusätzlich wird die

Muskelaktivität des M. tibialis anterior in der Schwungphase verglichen. Aufgrund der weichen Orthesenstruktur und der damit gezielt ungehinderten Bewegungsfreiheit werden keine nachteiligen Effekte auf die untersuchten kinematischen Gangparameter bzw. die Muskelaktivität vermutet. Zudem soll anhand der Untersuchung die Methode und Durchführbarkeit für eine folgende Patientenstudie getestet werden.

Methode

Probanden

Für die explorative Untersuchung wurden N = 9 Probanden (n = 6 Männer, Alter 31 ± 6 Jahre, Gewicht 88 ± 15 kg sowie n = 3 Frauen, Alter 24 ± 3 Jahre, Gewicht 59 ± 1 kg) aus den Mitarbeitern der Helmut-Schmidt-Universität rekrutiert. Das Einschlusskriterium beinhaltete alle Personen ohne Ganganomalien. Die Untersuchung erfolgte im Bewegungslabor der Universität, im Zeitraum vom 11.-22.03.2019. Die Teilnahme erfolgte nach vorheriger Aufklärung über die Untersuchung und Zustimmung der Probanden.

Material und Ablauf

Die Aufnahme der Unterkörperkinematiken beim Gehen erfolgte mittels Xsens MTw Awinda System (Xsens Technologies BV, Enschede, Niederlande). Mithilfe des Myon 320 Systems (myon AG, Schwarzenberg, Schweiz) wurde anhand eines OEMG die Muskelaktivität des M. tibialis anterior aufgezeichnet. Die Positionierung der Sensoren und des Aufnahmeprozesses erfolgte nach SENIAM Standard.
Die Messungen erfolgten bei jedem Teilnehmer zunächst ohne Tragen der Orthese und im Anschluss mit Orthese, wobei der linke Fuß durch die Orthese aktuiert wurde. Nach dem Anbringen der Sensoren wurde zu Beginn die Aufnahme der maximal willkürlichen Muskelaktivierung (MVC) im Sitzen gegen einen festen Widerstand durchgeführt. Nachfolgend wurde das Gehen über einen geraden Laufweg mit zwölf Schritten und vier Wiederholungen gemessen. Vor der Untersuchung mit Orthese erfolgte nach Anlegen des Systems eine Eingewöhnung von 3 Min., um eine eventuelle Schonhaltung abzulegen und möglichst die gleiche Gangcharakteristik wie beim Gehen ohne Orthese zu erlangen. Die Probanden wurden über den gesamten Verlauf der Untersuchung durch den Studienleiter angeleitet. Bei ersten Anzeichen einer Gefahr für den Probanden, etwa Stolpern oder eine fehlerhafte Aktivierung des Systems, wurde die Messung sofort gestoppt.

Statistik

Mithilfe der Xsens MVN Analyze Software (2019.0, Xsens Technologies BV, Enschede, Niederlande, Win10) wurde der Gangzyklus anhand des initialen Fersenkontakts und der terminalen Abdruckphase gekennzeichnet. Nachfolgend konnten in Matlab (9.5.0.944444, R2018b, MathworksTm Inc., Natick, USA, Win10) die Winkeldaten der einzelnen Schritte mit Stand- und Schwungphase interpoliert und auf 100%

normalisiert werden. Insgesamt wurden 20 Schritte des linken Beines pro Proband gemittelt. Die Verarbeitung der EMG Daten erfolgte mit der Myon Software ProEMG (2.1.3.6, myon AG, Schwarzenberg, Schweiz, Win10) mit einer Butterworth Bandpass Filterung von 20-200 Hz (4. Ordnung) sowie einer Gleichrichtung und einer Bildung des gleitenden RMS (100 ms).

Über eine Statistical Parametric Mapping Analyse wurde die Nullhypothese getestet, dass keine signifikanten Unterschiede in den Gelenkwinkeln der Dorsalflexion, Inversion und Adduktion sowie der Muskelaktivierung zwischen dem Gehen mit und ohne Orthese auftreten. Die statistische Auswertung der 1D-biomechanischen Parameter erfolgte in Matlab mit dem Open-Source-Softwarepaket spm1D 0.4 (Pataky, 2012) (www.spm1d.org). Innerhalb der SPM Analyse wurde bei bestehen einer Normalverteilung ein gepaarter t-test als parametrische Testung abgeleitet. Die Nullhypothese wurde abgelehnt, wenn der zeitabhängige t-Wert den kritischen Wert überschreitet.

Ergebnisse

Während der gesamten Messung fanden keine Abweichungen vom geplanten Untersuchungsprotokoll statt. Im Folgenden sind die Trajektorien der Dorsalflexion (Abb. 1), Adduktion (Abb. 2) und Inversion (Abb. 3) während eines Gangzyklus des linken Beins dargestellt. Dieser begann mit dem Fersenkontakt und endete mit dem nächsten Fersenkontakt des gleichen Beins. Die Untersuchung der Gelenkkinematiken ergab keine signifikanten Veränderungen der untersuchten Freiheitsgrade beim Gehen mit und ohne Orthese. Auffällig ist eine größere Streuung der Werte während des Tragens der Orthese.

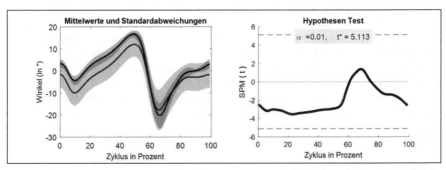

Abb.1. Mittlere Gelenkwinkelkurven der Dorsalflexion mit (grau) und ohne (schwarz) Orthese (links) sowie zeitabhängiger t-Wert der SPM Analyse (gepaarter t-Test) für alle Probanden (rechts).

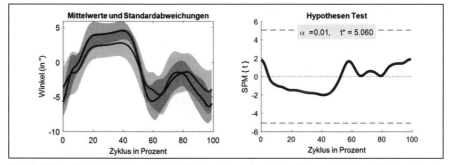

Abb. 2. Mittlere Gelenkwinkelkurven der Adduktion mit (grau) und ohne (schwarz) Orthese (links) sowie zeitabhängiger t-Wert der SPM Analyse (gepaarter t-Test) für alle Probanden (rechts).

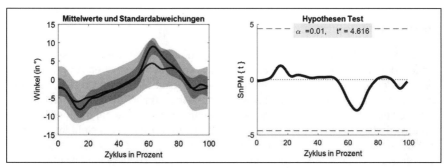

Abb. 3. Mittlere Gelenkwinkelkurven der Inversion mit (grau) und ohne (schwarz) Orthese (links) sowie zeitabhängiger t-Wert der SPM Analyse (gepaarter t-Test) für alle Probanden (rechts).

Die Ergebnisse der EMG Messung während der Schwungphase sind in Abbildung 4 dargestellt. Für die Muskelaktivität des M. tibialis anterior konnten keine signifikanten Unterschiede beim Gehen mit und ohne Orthese beobachtet werden. Über die komplette Schwungphase ist eine große Streuung der Muskelaktivität sowohl mit als auch ohne Orthese ersichtlich.

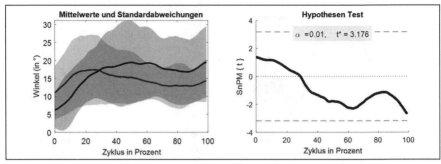

Abb. 4. Mittlere EMG Werte der Schwungphase mit (grau) und ohne (schwarz) Orthese (links) sowie zeitabhängiger t-Wert der SPM Analyse (gepaarter t-Test) für alle Probanden (rechts).

Diskussion

Die Ergebnisse konnten zeigen, dass keine ungewünschten Bewegungseinschränkungen durch die Orthese erfolgen. Für Patienten mit unzureichender Fußhebung kann das entwickelte System somit grundsätzlich eine Möglichkeit bieten, die Dorsalflexion während der Schwungphase beim Gehen zu unterstützen. Die Gefahr passiver Bewegungen durch eine zu starke Entlastung lässt sich anhand der nicht signifikant veränderten Muskelaktivität ausschließen. Diese Erkenntnis steht im Einklang mit Beobachtungen anderer aktiver Orthesen (Kao & Ferris, 2009).

Während der Rehabilitation wird durch ein optimiertes Training mit Patienten eine Verbesserung des Gangbildes angestrebt. Die Orthese stellt eine Chance dar, das Training für einen eigenständigen und selbstsicheren Gang und der dafür erforderlichen Muskulatur zu unterstützen, was sich positiv auf das Sturzrisiko auswirken kann (Spink et al., 2011). In einer Folgestudie soll daher untersucht werden, ob die Anhebung des Fußes während der Schwungphase bei Patienten zu einer Vergrößerung des Bodenabstandes führt, was dem erkrankungsbedingt erhöhten Sturzrisiko entgegenwirken könnte. Neben dem Einsatz der Orthese im klinischen Setting ist auch deren alltäglicher Gebrauch denkbar. Zur Steigerung der Praktikabilität soll dafür in einer Weiterentwicklung der pneumatische Antrieb gegen einen Elektromotor ersetzt werden.

Die Ergebnisse helfen, die Entwicklung der verwendeten Orthese weiter voranzutreiben. Zudem können die Werte für den Vergleich mit anderen Varianten von Sprunggelenksorthesen, wie passiven Orthesen oder Systemen mit verschiedenartiger Aktuatorik, herangezogen werden. Die aktuelle Studie konnte die grundsätzliche Machbarkeit des Vorgehens bestätigen, sodass in einem Folgeschritt die Untersuchung an Patienten ermöglicht wurde. Methodisch sollte dafür die Eingewöhnungszeit für die Probanden verlängert werden, da die größere Streuung der Ergebnisse beim Tragen der Orthese eine zu geringe Eingewöhnungszeit vermuten lässt.

Limitierungen

Für eine Verallgemeinerung der Ergebnisse ist ein einfachblindes und randomisiertes Studiendesign notwendig. Zudem sollte eine a priori Fallzahlberechnung die geeignete Probandenanzahl sicherstellen. Eine Poweranalyse mit der Software G*Power (3.1, Franz Faul, Christian-Albrechts-Universität zu Kiel, Deutschland, Win10) ergibt bei $α = 0.05$ und einer mittleren Effektstärke von $f = 0,25$ eine geeignete Fallzahl von mind. 38 Probanden, um eine Teststärke von 0,85 zu erreichen.

Danksagung

Das Projekt „AktivOrthese" wird aus Mitteln des Zentralen Innovationsprogramm Mittelstand (ZIM) und durch das Bundesministerium für Wirtschaft und Energie (BMWi) gefördert. Förderkennzeichen: 16KN048251.

Literatur

Chisholm, A. E., Perry, S. D., & McIlroy, W. E. (2013). Correlations between ankle-foot impairments and dropped foot gait deviations among stroke survivors. *Clinical biomechanics (Bristol, Avon), 28*(9-10), 1049–1054.
Hamacher, D., Hamacher, D., & Schega, L. (2014). Towards the importance of minimum toe clearance in level ground walking in a healthy elderly population. *Gait & posture, 40*(4), 727–729.
Hussain, S., Jamwal, P. K., & Ghayesh, M. H. (2017). State-of-the-art robotic devices for ankle rehabilitation. Mechanism and control review. *Proceedings of the Institution of Mechanical Engineers. Part H, Journal of engineering in medicine, 231*(12), 1224–1234.
Kao, P.-C., & Ferris, D. P. (2009). Motor adaptation during dorsiflexion-assisted walking with a powered orthosis. *Gait & posture, 29*(2), 230–236.
Lairamore, C., Garrison, M. K., Bandy, W., & Zabel, R. (2011). Comparison of tibialis anterior muscle electromyography, ankle angle, and velocity when individuals post stroke walk with different orthoses. *Prosthetics and orthotics international, 35*(4), 402–410.
Leung, J., & Moseley, A. (2003). Impact of Ankle-foot Orthoses on Gait and Leg Muscle Activity in Adults with Hemiplegia. *Physiotherapy, 89*(1), 39–55.
Pataky, T. C. (2012). One-dimensional statistical parametric mapping in Python. *Computer methods in biomechanics and biomedical engineering, 15*(3), 295–301.
Spink, M. J., Menz, H. B., Fotoohabadi, M. R., Wee, E., Landorf, K. B., Hill, K. D. et al. (2011). Effectiveness of a multifaceted podiatry intervention to prevent falls in community dwelling older people with disabling foot pain. Randomised controlled trial. *BMJ (Clinical research ed.), 342*, d3411.
Toebes, M. J. P., Hoozemans, M. J. M., Furrer, R., Dekker, J., & van Dieën, J. H. (2015). Associations between measures of gait stability, leg strength and fear of falling. *Gait & posture, 41*(1), 76–80.
Vistamehr, A., Kautz, S. A., & Neptune, R. R. (2014). The influence of solid ankle-foot-orthoses on forward propulsion and dynamic balance in healthy adults during walking. *Clinical biomechanics (Bristol, Avon), 29*(5), 583–589.
Weidner, N., Argubi-Wollesen, A., & Wulfsberg, J. P. (2019). Individuelle und aufgabenabhängige Unterstützung bei physisch beanspruchenden Tätigkeiten durch anziehbare Systeme. In R. Müller, J. Franke, D. Henrich, B. Kuhlenkötter, A. Raatz & A. Verl (Hrsg.), *Handbuch Mensch-Roboter-Kollaboration* (S. 435-445). München: Carl Hanser Verlag.

DANIEL JÄGER, JULIA GRÄF, ANDREAS ARGUBI-WOLLESEN & BETTINA WOLLESEN

Validierung des ergoscan zur Erkennung nicht ergonomischer Sitzhaltungen am Bildschirmarbeitsplatz

Einleitung

Langes Sitzen in nicht ergonomischer Körperhaltung gilt als anerkannte Ursache für Rückenschmerzen und andere gesundheitliche Probleme (Jeong et al., 2014). Das hat zur Folge, dass Muskel-Skelett-Erkrankungen seit mehreren Jahren die Hauptursache für Arbeitsunfähigkeiten sind; 2017 betraf dies 22% aller Krankschreibungen (Techniker Krankenkasse, 2018). In Industriestaaten ist ein ausgeprägtes sedentäres Verhalten zu beobachten, da beispielsweise 46% der Erwerbstätigen in Deutschland einen Bildschirmarbeitsplatz benötigen (Froböse & Wallmann-Sperlich, 2016). Am Bildschirmarbeitsplatz kann es durch z. B. Zeitdruck zu Stresssituationen kommen, die ergonomisch ungünstige Sitzhaltungen und höhere muskuläre Aktivitäten zur Folge haben (Johnston et al., 2008). Die akkumulierte tägliche Sitzdauer, die sich aus inaktivem Freizeitverhalten (~ 4 h) und der Zeit im Sitzen auf der Arbeit ergibt (> 7 h), kann über elf Stunden betragen. Vielen Menschen ist dabei nicht bewusst, welche Körperhaltung sie dauerhaft einnehmen (Froböse & Wallmann-Sperlich, 2016).

Einhergehend mit dieser täglichen Sitzdauer kann eine körperliche Unterforderung die Ursache für die Entstehung von zahlreichen Zivilisationskrankheiten sein, neben den Erkrankungen des Bewegungsapparates (Biswas et al., 2015). Auch Personen, die wöchentlich 150 Minuten (Empfehlung WHO) körperlich aktiv sind, können damit die Folgen von täglichen langen Sitzzeiten nicht ausgleichen (Chomistek, 2013). Dementsprechend wird der sedentäre Lebensstil aktuell neben grundsätzlichem Bewegungsmangel als eigenständiger gesundheitlicher Risikofaktor angesehen (Froböse, Biallas & Wallmann-Sperlich, 2018). Um dieser Problematik entgegenzuwirken, gibt es Trends und Strategien aus der *digitalen Ergonomie*. Ein Konzept zur Haltungsanalyse sind digitale Ergonomie-Tools, die jedoch häufig eine unklare Validität als Defizit vorweisen (Wischniewski, 2013).

Ein Vertreter dieses Konzepts ist der *ergoscan,* welcher ein User-Feedback zur Korrektur der Körperhaltung liefern soll und direkt am Bildschirmarbeitsplatz eingesetzt wird. Durch einen Infrarot-Tiefen-Sensor verordnet das System sechs verschiedene Punkte des Oberkörpers im 3D-Raum und kann zugehörige Körperhaltungen abbilden. So soll der User für seine Körperhaltung im Sitzen sensibilisiert und das Sitzverhalten nachhaltig verbessert werden. Ziel der Studie ist eine Validierung des *ergoscan* mittels einer markerbasierten Vicon-3D-Kinemetrie.

Methode

Studiendesign

Die Validierung erfolgte in Form einer randomisierten Crossover Studie, bei der eine parallele Messung mit beiden Messsystemen stattfand. Die Datenerhebung erfolgte vom 27.-30.08.2018 in den Räumlichkeiten der Helmut Schmidt Universität (HSU, Hamburg).

Personenstichprobe

Es nahmen N = 28 (14 w/14 m, 32 ± 12 Jahre) gesunde erwachsene Personen teil. Durch die ausgeglichene Anzahl an weiblichen und männlichen Proband/innen, deren Körpergrößen (174 ± 12 cm) und BMIs (22,1 ± 4,5) war eine hohe externe Validität durch verschiedene anthropometrische Voraussetzungen gegeben.

Messinstrumente

Der *ergoscan* basiert auf der 3D Kamera Astra (Orbbec 3D Technology International Inc, USA), die Farbbilder sowie Tiefenbilder durch eine Infrarot Kamera aufzeichnet. Die Auflösung der Farb- und Tiefenbilder (RGB) betrug bei der Aufzeichnung 640 x 480 mit 1 fps. Der Infrarotsensor erfasst Punkte von 0,6 m bis 8 m und hat ein Aufnahmefeld von 60° horizontal und 49,5° vertikal. Die Messgenauigkeit beträgt bei der Entfernung von 1 bis 1,5 m ca. 1-2 mm Abweichung. Ab einer Entfernung von 2,5 m beträgt der Messfehler durchschnittlich 5 mm (Giancola et al., 2018). Den Referenzstandard bildete eine 3D-Kinemetrie mittels Vicon und der Software Version Nexus 2.7 (Vicon Motion Systems, Oxford, UK). Acht Infrarot Kameras erfassten mit einer Frequenz von 100 Hz bzw. 100 fps die räumliche Position mit einem Messfehler bei statischen Haltungen von 0,15 mm (Merriaux et al., 2017).

Durchführung

Die Simulation erfolgte an einem herkömmlich ergonomisch eingerichteten Bildschirmarbeitsplatz. Nach der Erläuterung über das Testprocedere, applizierte die Versuchsleitung die Vicon-Marker auf die zu messenden Punkte des *ergoscan*; Zentrum Schulter links (SL), Zentrum Schulter rechts (SR), Manubrium sterni (MA), Zentrum Kinn (CH), Kehlkopf (LA), und Nasion (BE). Die Proband/innen nahmen neun festgelegte Körperhaltungen in randomisierter Reihenfolge ein; 1. Oberkörper (Ok) Vorneigung > 20°; 2. Ok Vorneigung & Torsion > 20°, Halswirbelsäule (HWS) Extension > 0°; 3. Ok aufrecht; 4. Ok aufrecht & HWS Flexion > 25°; 5. Ok aufrecht & Kopfseitneigung > 10°; 6. leichte Ok Rückneigung, Wirbelsäule (WS) gestützt durch Stuhl; 7. leichte Ok Rückneigung, WS gestützt durch Stuhl & Ok Seitneigung > 20°; 8. starke Ok Rückneigung < -20°, keine Unterstützung Lenden-WS & Brust-WS Krümmung > 20°; 9. starke Ok Rückneigung < -20°, keine Unterstützung LWS, BWS Krümmung > 20°, HWS Flexion > 25°, Extension Kopf > 0°. Die Körperhaltungen beruhten auf bekannten ergonomischen Bewertungssystemen, die verschiedene physische Belastungen, wie Torsion, Seitneigung, Krümmung oder Vor- und Rückneigung in den einzelnen Teilen der Wirbelsäule bestimmen (DGUV, 2015). Die entsprechende Körperhaltung wurde für eine 20-sekündige parallele Aufzeichnung der Daten mit beiden Systemen statisch gehalten. Neben den aufgezeichneten Tiefendaten beider Systeme, zeichnete der *ergoscan* ein frontales Farbbild auf und mittels einer Logitech C920 Pro Webcam (Auflösung 1024 x 576) wurde ein seitliches Bild der Proband/innen aufgenommen. Dies diente der Sicherung der zu prüfenden Körperhaltung in den definierten Grenzbereichen der DGUV (mittels Kinovea, Version 0.8.15). Die nachträgliche Überprüfung der Torsion der Wirbelsäule in Haltung 2 war durch die frontale und seitliche Ansicht nicht möglich, wurde jedoch durch feste Markierungen für den Fußaufsatz auf dem Boden (> 20° nach rechts rotiert) und die Position des Schultergürtels bestimmt, sodass sie sich im definierten ergonomisch ungünstigen Bereich der DGUV (2015) befand.

Statistik

Zur Vergleichbarkeit und statistischen Analyse der x,y,z-Koordinaten wurde von beiden Systemen der Ursprung und die Ausrichtung beider Koordinatensysteme angeglichen. Über eine Bildung der Mittelwerte der aufgezeichneten Koordinaten pro Aufnahme konnte eine Anpassung der unterschiedlichen Frequenzen zwischen beiden Systemen vorgenommen werden. Zur Beantwortung der Forschungsfrage wurden die Korrelation nach Pearson, der SEM (standard error of mean), der Intraklassen-Korrelationskoeffizient (ICC 3,1) und der Bland-Altmann Test (Grouven et al., 2007) eingesetzt. Die statistische Analyse der Messdaten erfolgte mit Microsoft Excel 2010, XLSTAT 2019.1.3 und IBM SPSS Statistics 25.

Ergebnisse

Tabelle 1 umfasst die Ergebnisse für den Vergleich aller x,y,z-Koordinaten beider Messsysteme. Tabelle 2 stellt die Ergebnisse in der jeweiligen Körperhaltung dar.

Tab. 1. *Vergleich von allen x,y,z-Koordinaten beider Messsysteme und den schlechtesten bzw. besten Werten*

	Werte	Bias [mm]			95% CI [mm]			SEM [mm]		
		x	y	z	x	y	z	x	y	z
Mittelwert	54	13,0	12,8	14,4	33,8	56,3	41,9	0,36	0,45	0,43
bester Wert	54	0,1 1LAx	0,15 4SRy	0,15 5BEz	18,4 7CHx	27,7 6BEy	22,7 6BEz	0,00 7BEx	0,01 4SLy	0,01 4BEz
schlechtester Wert	54	49,2 7SLx	35,46 1LAy	38,8 7SRz	78,8 2SRx	128,1 8SRy	81,7 2SRz	1,41 7SLx	1,76 9CHy	0,03 1LAz

Bias = durchschnittliche Differenz der Messwerte; CI = Konfidenzintervall Bland-Altmann; SEM = Differenz des Standard error of mean; mm = Millimeter

Zu beachten ist, dass die x-Koordinaten die Position auf der Transversalachse, die y-Koordinaten die Position auf der Sagittalachse und die z-Koordinaten die Position auf der Longitudinalachse beschreiben (y ist die Tiefenkoordinate). Die durchschnittliche Differenz der Messwerte (Bias) aller x-Koordinaten beider Messsysteme betrug 1,3 cm, aller y-Koordinaten 1,28 cm und aller z-Koordinaten 1,44 cm (Tab. 1).

Tab. 2. Vergleich der x,y,z-Koordinaten beider Messsysteme in den 9 Körperhaltungen

Haltung	Bias[95%CI] [mm]			SEM ergoscan[vicon] [mm]			r, p Wert	ICC (3,1)
	x	y	z	x	y	z		
1	13,65 [-14,94 – 17,17]	16,54 [-38,81 – 5,72]	17,18 [-8,29 – 31,11]	6,14 [6,00]	15,50 [15,34]	5,82 [6,48]	0,968, p < 0,01	0,931
2	12,90 [-12,87 – 38,67]	15,49 [-45,32 – 14,33]	12,95 [-21,37 – 33,72]	10,93 [11,30]	14,29 [14,35]	5,28 [5,95]	0,949, p < 0,01	0,945
3	13,47 [-15,91 – 15,21]	6,80 [-27,80 – 14,48]	10,17 [-25,66 – 16,96]	6,69 [6,68]	18,05 [17,84]	5,57 [5,85]	0,967, p < 0,01	0,953
4	10,17 [-25,66 – 16,96]	8,01 [-35,57 – 20,01]	9,70 [-16,64 – 18,46]	5,85 [5,57]	19,29 [19,05]	5,75 [6,06]	0,962, p < 0,01	0,944
5	11,34 [-18,04 – 15,56]	10,52 [-30,64 – 12,05]	12,64 [-17,37 – 24,81]	6,60 [6,90]	19,06 [17,63]	5,45 [5,46]	0,964, p < 0,01	0,949
6	10,60 [-19,28 – 9,04]	14,43 [-21,91 – 21,46]	17,81 [-29,73 – 6,66]	6,41 [6,70]	15,72 [15,56]	7,80 [8,04]	0,981, p < 0,01	0,959
7	20,98 [-25,99 – 3,65]	11,93 [-26,00 – 28,85]	14,67 [-26,68 – 12,77]	7,31 [7,75]	15,17 [15,05]	7,92 [7,78]	0,978, p < 0,01	0,947
8	11,34 [-19,50 – 11,62]	16,14 [-45,23 – 32,35]	16,91 [-29,64 – 14,60]	6,42 [7,05]	16,44 [15,67]	6,87 [7,18]	0,967, p < 0,01	0,949
9	12,07 [-19,03 – 10,53]	15,75 [-51,38 – 34,81]	17,21 [-29,49 – 12,79]	6,42 [6,87]	17,82 [16,80]	6,91 [7,47]	0,970, p < 0,01	0,950

Bias = durchschnittliche Differenz der Messwerte; CI = Übereinstimmungsgrenzen Konfidenzintervall Bland-Altmann; SEM = Standard error of mean; r = Korrelationskoeffizient nach Pearson; ICC (3,1) = Intraklassen-Korrelationskoeffizient (single measure, two-way-mixed, absolute agreement); mm = Millimeter

Die durchschnittlichen Werte des ICC für alle Koordinaten war 0,948 und des Korrelationskoeffizienten $r = 0,968$. Zudem korrelierten alle Koordinaten mit $p \leq 0,01$ hochsignifikant (Tab. 1). Der Standardfehler der Mittelwerte (SEM) unterschied sich zwischen den Systemen im Durchschnitt um 4,7%. Der Mittelwert aller Konfidenzintervalle der einzelnen Koordinaten mit 4,4 cm zeigte, dass 95% der durchschnittlichen Messwertdifferenzen in diesem Intervall lagen. Das kleinste durchschnittliche CI aller Koordinaten in der jeweiligen Haltung war mit 3,6 cm in Haltung 6 zu finden. Das größte CI lag bei Haltung 2 mit 5,5 cm vor. Die Konfidenzintervalle der einzelnen x,y,z-Koordinaten je Messpunkt klärten auf, wo es zu Ausreißern gekommen war. Bspw. der Messpunkt Schulter rechts in Haltung 8 hatte bei den Tiefenwerten ein CI von 12,8 cm. Das kleinste CI nach Messpunkten mit 1,8 cm war in Haltung 7 bei der x-Koordinate des Kinns festzustellen (Tab. 1).

Diskussion

Ziel der Studie war es die Validität des *ergoscan* zu überprüfen, um festzustellen, ob dieser ergonomisch ungünstige Sitzhaltungen am Bildschirmarbeitsplatz erkennen kann. Die Ergebnisse zeigen, dass alle Messwerte des *ergoscan* mit denen des „Gold-Standard" Vicon hochsignifikant korrelieren und auch 100% der Werte des ICC als gut bis sehr gut zu bezeichnen sind (Cicchetti, 1993). Dementsprechend ist es dem *ergoscan* möglich, die in den Haltungen untersuchten physischen Belastungen, wie Seitneigung, Krümmung und Vor- und Rückneigung im Bereich des Kopfes und des Schultergürtels zu erkennen. Bei Torsionsbewegungen in Haltung 2 kam es zu den durchschnittlich größten Streuungen der Messwertdifferenzen. Nach Haque et al. (2016) kann eine Ursache sein, dass durch die Torsion nur bedingt eine frontale Haltungserkennung stattfinden kann und dadurch die Lokalisierung der Messpunkte erschwert wird. Auf Grund der hohen Korrelation und der geringen Abweichung des SEMs ist der *ergoscan* als Screening-Tool für ein Feedback zur Körperhaltung am Arbeitsplatz geeignet. Für klinische Zwecke reicht die Genauigkeit im Vergleich zum „Gold-Standard" Vicon aktuell noch nicht aus, da, wie das Konfidenzintervall bei einigen Messpunkten gezeigt hat, die Streuung der Messwerte zum Teil zu groß ist und es zu Ausreißern kommen kann. Probemessungen vor der Studie zeigten, dass eine ebene und nicht zu weit entfernte Hintergrundfläche notwendig ist, damit sich der *ergoscan* im Raum orientieren kann. Auch wenn diese externen Einflüsse in der Studie minimiert wurden, können dies ggf. Störfaktoren gewesen sein. Die Versuchsleitung hatte wenig Erfahrung in Palpationstechniken, was durch die klar definierten Markerpositionen auf gut ertastbaren knöchernen Vorsprüngen, als geringer Störfaktor bewertet werden kann. Aktuell kann nur durch die Biomechanik der WS im Sitzen von der Stellung der BWS und der Schultern auf die Position der LWS rückgeschlossen werden, da die sechs Messpunkte im Bereich des Schultergürtels liegen. Dieses Problem kann eine Verknüpfung des *ergoscan* mit einem System wie einem drucksensiblen Sitzkissen lösen, sodass die komplette Sitzhaltung abgebildet werden kann. Des Weiteren ist für ein gesundes Sitzverhalten nicht nur die Haltung relevant, sondern auch der Aspekt des dynamischen Sitzens schützt präventiv vor gesundheitlichen körperlichen Beschwerden, die langes Sitzen verursachen (van Niekerk et al., 2014). Neben der Erkennung von ergonomisch ungünstigen Körperhaltungen sollte daher im Konzept des *ergoscan* ein Feedback für die Aktivität während des Sitzens, wie die Anzahl der Haltungswechsel oder die Dauer einer Haltung, einbezogen werden. Trotz der aufgeführten Limitationen konnte die Studie zeigen, dass das Konzept des *ergoscan* Defizite von digitalen Ergonomie-Tools, wie die Nicht-Berücksichtigung anthropometrischer und biomechanischer Varianz, die schwierige Gebrauchstauglichkeit und die unklare Validität (Wischniewski, 2013), beheben konnte. Fließen die Aspekte des dynamischen Sitzens und der Verknüpfung mit einem drucksensiblen Sitzkissen in das Konzept des *ergoscan* ein, kann es ein sehr gutes Feedback-Tool sein, um Personen an einem Bildschirmarbeitsplatz über ihr Sitzverhalten aufzuklären und für ein gesünderes Verhalten im Alltag zu sensibilisieren. Laut der

Entwickler wird sich die Messqualität des *ergoscan* stetig verbessern je mehr Daten das System sammelt, da das Konzept des maschinellen Lernens in das System integriert ist und es über ein „fully convolutional neural network" verfügt. Zur Überprüfung dieser Aussagen wären weitere Validierungsstudien notwendig. Das Design und die Durchführung der Studie können die Basis für weitere Studien sein, die sich mit der Validität von digitalen Ergonomie-Tools beschäftigen, um für den User eine bessere Transparenz bei der Vergleichbarkeit der Systeme zu gewährleisten.

Literatur

Biswas, A., Oh, P. I., Faulkner, G. E., Bajaj, R. R., Silver, M. A., Mitchell, M. S., & Alter, D. A. (2015). Sedentary time and its association with risk for disease incidence, mortality, and hospitalization in adults: a systematic review and meta-analysis. *Annals of internal medicine, 162*(2), 123–132.

Cicchetti, D. V. (1994). Guidelines, criteria, and rules of thumb for evaluating normed and standardized assessment instruments in psychology. *Psychological Assessment, 6*(4), 284–290.

Chomistek, A. K., Manson, J. E., Stefanick, M. L., Lu, B., Sands-Lincoln, M., Going, S. B. et al. (2013). Relationship of sedentary behavior and physical activity to incident cardiovascular disease: results from the Women's Health Initiative. *Journal of the American College of Cardiology, 61*(23), 2346–2354.

DGUV (2015). *Bewertung physischer Belastungen gemäß der DGUV-Information 208-033* (Anhang 3). Zugriff am 06.03.2019 unter https://www.dguv.de/medien/ifa/de/fac/ergonomie/pdf/bewertung_physischer_belastungen.pdf

Froböse, I. & Wallmann-Sperlich, B. (2016). *Der DKV Report „Wie gesund ist Deutschland?"* Letzter Zugriff am 08.12.2018 unter https://www.ergo.com/de/Mediathek.

Froböse, I., Biallas, B. & Wallmann-Sperlich, B. (2018). *Der DKV Report „Wie gesund lebt Deutschland?"* Letzter Zugriff am 31.07.2019 unter https://www.ergo.com/de/DKV-Report.

Giancola, S., Valenti, M., & Sala, R. (2018). Introduction. In S. Gianco, M. Valenti & R. Sala (Eds.), *A Survey on 3D Cameras: Metrological Comparison of Time-of-Flight, Structured-Light and Active Stereoscopy Technologies* (p. 1–3). Cham: Springer International Publishing (Springer Briefs in Computer Science).

Grouven, U., Bender, R., Ziegler, A., & Lange, S. (2007). Vergleich von Messmethoden – Artikel Nr. 24 der Statistik-Serie in der DMW. *Deutsche Medizinisches Wochenschrift 2007, 132,* e69–e73.

Haque, A., Peng, B., Luo, Z., Alahi, A., Yeung, S.,& Fei-Fei, L. (2016). Towards Viewpoint Invariant 3D Human Pose Estimation. *European Conference on Computer Vision,* Springer, 160-177.

Jeong, B. Y., & Yoon, A. (2014). Ergonomics of Office Seating and Postures. *Journal of the Ergonomics Society of Korea, 33*(2), 167-174.

Johnston, V., Jull, G., Darnell, R., Jimmieson, N. L., & Souvlis, T. (2008). Alterations in cervical muscle activity in functional and stressful tasks in female office workers with neck pain. *European journal of applied physiology ,103*(3), 253–264.

Merriaux, P., Dupuis, Y., Boutteau, R., Vasseur, P., & Savatier, X. (2017). *A Study of Vicon System Positioning Performance*. Multidisciplinary Digital Publishing Institute. Online verfügbar unter https://www.mdpi.com/1424-8220/17/7/1591, zuletzt aktualisiert am 07.07.2017, zuletzt geprüft am 01.08.2019.

Techniker Krankenkasse (2018). *Gesundheitsreport „Fit oder fertig?" Erwerbsbiografien in Deutschland.* Letzter Zugriff 31.07.2019 unter https://www.tk.de/resource/blob/2034000/60cd049c105d066650f9867da5b4d7c1/gesundheitsreport-au-2018-data.pdf

Van Niekerk, S. M., Louw, Q. A., & Grimmer-Sommers, K. (2014). Frequency of postural changes during sitting whilst using a desktop computer – exploring an analytical methodology. *Ergonomics, 57*(4), 545–554.

Wischniewski, S. (2013). *Digitale Ergonomie 2025. Trends und Strategien zur Gestaltung gebrauchstauglicher Produkte und sicherer, gesunder und wettbewerbsfähiger sozio-technischer Arbeitssysteme.* 1. Auflage. Dortmund: Bundesanstalt für Arbeitsschutz und Arbeitsmedizin.

MANUELA PREUß, PETER PREUß, GEORG RUDINGER & HANS-GEORG PREDEL

Bewegungsverhalten und sportliche Aktivitäten im universitären Setting

Einleitung

Wissenschaftliche Untersuchungen belegen, dass auch Studierende unter einer Vielzahl von psychovegetativen und orthopädischen Beschwerden leiden und erhebliche Defizite in ihrem Bewegungs- und Ernährungsverhalten aufweisen (Meier et al., 2010; Techniker Krankenkasse, 2015). Durch die großen Zeiträume, die Studierende in der „Lebenswelt Hochschule" verbringen, formen Hochschulen gesundheitsbezogene Einstellungen und Verhaltensweisen und gestalten diesbezügliche Ressourcen, aber auch Risiken der Studierenden maßgeblich mit. So rücken der Aufbau gesundheitsorientierter Studienbedingungen und die Förderung eines positiven Gesundheitsverhaltens der Studierenden vermehrt in den Fokus von Universitäten und Hochschulen. In diesem Rahmen spielen sowohl die Bewegungsförderung als auch die Stärkung der individuellen Gesundheitskompetenz eine zentrale Rolle.

Die *positive und dauerhafte Wirkung von regelmäßiger körperlicher Aktivität* und Sport auf den menschlichen Organismus wurde in der wissenschaftlichen Literatur in den letzten Jahrzehnten hinreichend belegt (Garber et al., 2011). Darüber hinaus nehmen körperliche Aktivität und Sport als nicht-medikamentöse Therapiemaßnahmen und Lebensstilmodifikationen in der Behandlung verschiedener fachspezifischer Erkrankungen eine zentrale Rolle ein (Weisser, Preuß, & Predel, 2010). Somit sind in einem ganzheitlichen Gesundheitsmanagement auch bewegungsbezogene Maßnahmen von zentraler Bedeutung (Conn, Hafdahl, Cooper, Brown, & Lusk, 2009). Nicht nur ein gewisses Maß von körperlicher Aktivität und Sport ist aus gesundheitspräventiver Sicht unerlässlich, sondern auch die *Unterbrechung von langen, ununterbrochenen Sitzzeiten* ist für die Reduzierung von Herzkreislauf- und Stoffwechselerkrankungen von enormer Bedeutung. (Saeidifard et al., 2018; van der Ploeg & Hillsdon, 2017). Schon geringe körperliche Betätigung hat nachweislich einen positiven gesundheitlichen Effekt (Pilcher, Morris, Bryant, Merritt, & Feigl, 2017; Weisser, Preuss, & Predel, 2009). Darüber hinaus kann tägliche körperliche Aktivität zu besseren Leistungen in Schule und Studium führen (Löllgen & Bachl, 2016; Hopkins, Davis, Vantieghem, Whalen, & Bucci, 2012). Des Weiteren ist ein positiver Zusammenhang zwischen körperlicher Aktivität und der Gesundheitskompetenz nachgewiesen (Schaeffer, Vogt, Berens, & Hurrelmann, 2017; Göring, & Rudolph, 2015).

Unter dem Begriff der *Gesundheitskompetenz* werden Fähigkeiten und Fertigkeiten zusammengefasst, die es dem Einzelnen ermöglichen, sein Leben so zu gestalten, dass es mit einer guten Gesundheit sowie psychischem und physischem Wohlbefinden einhergeht (Smith, Tang, & Nutbeam, 2006). Dies umfasst gesundheitsrelevante

Informationen wohlüberlegt für sich zu nutzen, mit anderen in Fragen der Gesundheit zu kommunizieren und zu kooperieren und – nicht zuletzt – eigene Ziele, Emotionen und Handlungen unter Berücksichtigung innerer Zustände und Bedürfnisse gesundheitsgerecht zu steuern und zu regulieren. Gesundheitskompetenz stellt somit neben strukturellen und bestimmten motivationalen Aspekten die entscheidende Einflussgröße für adäquates Gesundheitsverhalten dar (Soellner, Huber, Lenartz, & Rudinger, 2009; Soellner, Lenartz, Huber, & Rudinger, 2010). Empirisch zeigen sich stabile und replizierbare Ergebnisse: Gesundheitskompetenz steht in einer positiven Beziehung zu Gesundheit und Wohlbefinden. Vor allem Fähigkeiten zur Selbstregulation und Selbstkontrolle bilden einen substantiellen Anteil der Gesundheitskompetenz (Lenartz, 2012). Selbstregulation (SR) wird als Fähigkeit im Umgang mit innerer Anspannung und Stress, zum Abschalten, zur Regulation innerer Zustände definiert. Selbstkontrolle (SK) zeichnet sich durch die innere Fokussierung auf die Zielerreichung aus.

Der vorliegende Beitrag betrachtet das Bewegungs- und Sportverhalten der Studierenden der Rheinischen Friedrich-Wilhelms-Universität Bonn und geht der Frage nach dem interaktiven Beziehungsgefüge von sportlicher Aktivität und Gesundheitskompetenz nach.

Methode

Die onlinebasierte Befragung zur Erhebung von Gesundheits- und Lebensstilparametern, beginnend mit dem Wintersemester (WiSe) 2011/12, wurde in insgesamt sieben Befragungswellen bis einschließlich zum Wintersemester 2014/15 durchgeführt. Im Wintersemester wurden jeweils die Erstsemester und im Sommersemester (SoSe) alle Studierenden (mit Ausnahme der Personen, die bereits an der Umfrage im direkt vorangegangenen WiSe teilgenommen haben) befragt. Die Befragungen fanden jeweils zu Beginn des betreffenden Semesters statt, die Studierenden wurden per E-Mail angeschrieben. Neben Ernährungs- und Sportgewohnheiten wurden – mithilfe standardisierter Fragebögen – relevante Kompetenz- und Persönlichkeitsmerkmale sowie subjektiv empfundene Belastungen erfasst, um im Zusammenspiel mit Kenntnissen über Ernährungs-, Sport- sowie Bewegungsgewohnheiten und -präferenzen entsprechende Maßnahmen abzuleiten. Die Gesundheitskompetenz wurde hierbei mit dem Fragebogen von Lenartz (2012), die Häufigkeit der sportlichen Aktivität (mind. 30 min.) mit einer 4-stufigen Antwortskala (s. Abb. 1) erfasst.

Die Unterschiede in der Sportaktivität und ihrer Organisationsform (Hochschulsport, kommerzieller Anbieter, Verein, privat organisiert) wurde mittels Chi-Quadrat-Test nach Pearson geprüft. Die Unterschiedsprüfung der alltäglichen Aktivitätsminuten (Gehen, Radfahren) erfolgte mittels einfaktorieller Varianzanalyse (ANOVA, Zwischensubjektfaktor WiSe und SoSe, abhängige Variablen Gehen und Radfahren). Die Selbstregulation und Selbstkontrolle, die substantiellen Anteile der Gesundheitskompetenz, wurden durch das multivariate allgemeine lineare Modell (MANOVA, Zwischensubjektfaktoren WiSe/SoSe/gesamt und Sportaktivität, abhängige Variable

Selbstregulation bzw. Selbstkontrolle) auf Unterschiede zwischen der Sportaktivität und dem Befragungszeitraum geprüft. Die Irrtumswahrscheinlichkeit wurde auf $\alpha \leq .05$ festgelegt.

Ergebnisse

Die Rücklaufquoten vollständig ausgefüllter Fragebögen der Erstsemester im Wintersemester (4.540 bis 5.811 angeschriebene Studierende) lagen mit 11% bis 16% höher als die der Bestandsstudierenden im Sommersemester (26.615 bis 29.925 angeschriebene Studierende) mit 8% bis 9%.

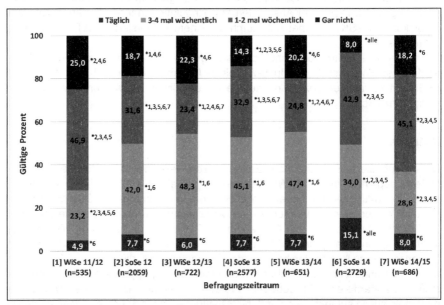

Abb. 1. Sportaktivität der Healthy Campus Onlinebefragung vom WiSe 2011/12 bis WiSe 2014/15 (*, sig. Unterschied $p \leq .05$ zu den angegebenen Befragungszeiträumen).

8,0% bis 25,0% der Bonner Studierenden treibt gar keinen Sport und zwischen 23,4% bis 46,9% „nur" 1-2mal wöchentlich (über alle Befragungswellen hinweg). Auffällig ist hierbei, dass die Erstsemester signifikant häufiger „Gar nicht" sportlich aktiv sind als die befragten Bestandsstudierenden (Abb. 1). Bei der Sportorganisation nimmt im SoSe die Nutzung von Hochschulsport (+9,0%) und kommerziellen Anbietern (+4,1%) im Vergleich zum WiSe signifikant ($p \leq .001$) zu und die Vereinszugehörigkeit (-11,4%) signifikant ($p \leq .001$) ab.
Bei den körperlichen Alltagsaktivitäten steht zu Fuß gehen mit 78,4% bis 86,8% höher im Kurs als Fahrradfahren mit 41,0% bis 58,0% (über alle Befragungswellen hinweg). Im WiSe gehen die Studierenden im Alltag mit 53 Minuten signifikant länger

als im SoSe mit knapp 41 Minuten ($F(1, 6527) = 9.268$, $p = .002$). Bei den Aktivitätsminuten für Fahrradfahren zeigt sich kein signifikanter Unterschied zwischen WiSe (32 Minuten) und SoSe (30 Minuten, $F(1, 4321) = .363$, $p = .547$).

Das Beziehungsgefüge von Gesundheitskompetenz und sportlicher Aktivität zeigt einen deutlichen Trend: Je ausgeprägter vor allem die Selbstregulation und die Selbstkontrolle, desto höher ist die Sportaktivität.

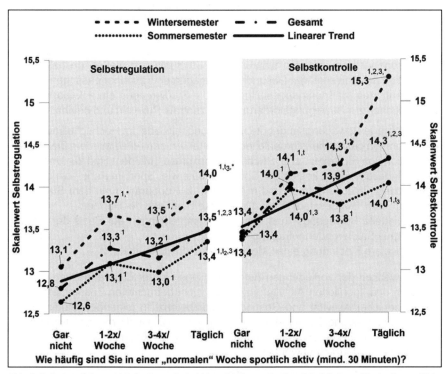

Abb. 2. Selbstregulation und Selbstkontrolle in Abhängigkeit von der Sporthäufigkeit pro Woche (*, $p \le .05$ im Vergleich zum SoSe; t, $p \le .10$ im Vergleich zum SoSe; 1, $p \le .05$ im Vergleich zu "Gar nicht"; 2, $p \le .05$ im Vergleich zu „1-2x/Woche"; 3, $p \le .05$ im Vergleich zu „3-4x/Woche"; t2, $p \le .10$ im Vergleich zu „1-2x/Woche"; t3, $p \le .10$ im Vergleich zu „3-4x/Woche").

Die Studierenden des Wintersemesters – die Erstsemester – weisen eine durchgehend signifikant höhere Fähigkeit zur Selbstregulation auf. Die Selbstkontrolle zeigt mit Ausnahme der sportaktiven Studierenden die gleiche Entwicklung (s. Abb. 2).

Diskussion

Wie bereits in anderen Untersuchungen (Schaeffer, Vogt, Berens, & Hurrelmann, 2017; Göring, & Rudolph, 2015) gezeigt wurde, offenbart sich auch in der vorliegenden Studie ein positiver Zusammenhang zwischen Gesundheitskompetenz und sportlicher Aktivität: je höher die Gesundheitskompetenz, desto höher auch die sportliche Aktivität. Unbeantwortet bleibt aber hierbei, „was davon die Ursache und was die Wirkung ist" (gfs.bern, 2016, S. 5).

Dennoch verdeutlichen die Ergebnisse – konkret die abnehmende Selbstregulation bei den Bestandsstudierenden – die Wichtigkeit einer gezielten Stärkung gesundheitsbezogener Kompetenzen während des Studiums und fließen deshalb in die Konzeption des universitären Gesundheitsmanagements zu einer passgenauen, bedarfsorientierten Maßnahmengestaltung für die Studierenden ein. Hierbei nehmen Interventionen zur Bewegungsförderung eine zentrale Rolle ein und beinhalten u. a.:

- Zertifizierte Bewegungsangebote mit Gesundheitslabel im Hochschulsport;
- Integration gesundheitsförderlichen Verhaltens in den Alltag mit dem Ziel der Reduktion von Sitzzeiten, z. B. Studi-Pausenexpress, „Mit dem Rad zur Uni";
- Niedrigeschwellige, kostenlose Sportangebote wie „Sport im Park – ohne Voranmeldung einfach kommen und mitmachen" in Kooperation mit dem Stadtsportbund Bonn, Bundesstadt Bonn, Stadtwerke Bonn und der Barmer;
- Individuelle Bewegungs- und Ernährungsempfehlungen auf Basis der Healthy Campus Studierendenbefragung;
- Curriculare Einbindung eines Moduls „Gesundheitskompetenz".

Die Schwächen der vorliegenden Befragung liegen in der Eigenerfassung der körperlichen und sportlichen Aktivität sowie des nicht betrachteten Zusammenhanges von körperlicher Aktivität und Gesundheitskompetenz. In folgenden Studien sollte das Bewegungs- und Sportverhalten begleitend z. B. mittels Aktivitätstrackern erfasst und zusätzlich der Zusammenhang zwischen körperlicher Aktivität und Gesundheitskompetenz betrachtet werden.

Literatur

Conn, V. S., Hafdahl, A. R., Cooper, P. S., Brown, L. M., & Lusk, S. L. (2009). Meta-analysis of workplace physical activity interventions. *American Journal of Preventive Medicine, 37*(4), 330–339. doi: https://doi.org/10.1016/j.amepre.2009.06.008.

Garber, C. E., Blissmer, B., Deschenes, M. R., Franklin, B. A., Lamonte, M. J., Lee, I.-M., Nieman D. C., & Swain, D. P. (2011). American College of Sports Medicine position stand. Quantity and quality of exercise for developing and maintaining cardiorespiratory, musculoskeletal, and neuromotor fitness in apparently healthy adults: guidance for prescribing exercise. *Medicine and Science in Sports and Exercise, 43*(7), 1334–1359. doi: https://doi.org/10.1249/MSS.0b013e318213fefb.

gfs.bern (2016). *Bevölkerungsbefragung „Erhebung Gesundheitskompetenz 2015".* Schlussbericht. Studie im Auftrag des Bundesamts für Gesundheit BAG, Abteilung Gesundheitsstrategien. Bern.

Göring, A.; Rudolph, S. (2015): Die Gesundheitskompetenz von Studierenden in Abhängigkeit von sportlicher Aktivität. In A. Göring und D. Möllenbeck (Hrsg.), *Bewegungsorientierte Gesundheitsförderung an Hochschulen. Theoretische Perspektiven, empirische Befunde und Praxisbeispiele* (S. 147-165). Göttingen: Universitätsverlag Göttingen.

Hopkins, M. E., Davis, F. C., Vantieghem, M. R., Whalen, P. J., & Bucci, D. J. (2012). Differential effects of acute and regular physical exercise on cognition and affect. *Neuroscience, 215*, 59–68. doi: https://doi.org/10.1016/j.neuroscience.2012.04.056.

Lenartz, N. (2012). *Gesundheitskompetenz und Selbstregulation*. Applied Research in Psychology and Evaluation: Vol. 6. Bonn University Press. Göttingen: V&R unipress.

Löllgen, H. & Bachl, N. (2016). Kardiovaskuläre Prävention und regelmäßige körperliche Aktivität: Bewegung und Training als wahre »polypill« [Cardiovascular prevention and regular physical exercise : Activity and training as the true »polypill«]. *Herz, 41*(8), 664–670. doi: https://doi.org/10.1007/s00059-016-4506-5.

Meier, S., Mikolajczyk, R. T., Helmer, S., Akmatov, M. K., Steinke, B., & Krämer, A. (2010). Prävalenz von Erkrankungen und Beschwerden bei Studierenden in NRW: Ergebnisse des Gesundheitssurveys NRW. *Prävention und Gesundheitsförderung, 5*(3), 257–264.

Pilcher, J. J., Morris, D. M., Bryant, S. A., Merritt, P. A., & Feigl, H. B. (2017). Decreasing sedentary behavior: effects on academic performance, Meta-cognition, and sleep. *Frontiers in Neuroscience, 11*, 219. https://doi.org/10.3389/fnins.2017.00219.

Saeidifard, F., Medina-Inojosa, J. R., Supervia, M., Olson, T. P., Somers, V. K., Erwin, P. J., & Lopez-Jimenez, F. (2018). Differences of energy expenditure while sitting versus standing: A systematic review and meta-analysis. *European Journal of Preventive Cardiology*, 2047487317 752186. doi: https://doi.org/10.1177/2047487317752186.

Schaeffer, D., Vogt, D., Berens, E.-M. & Hurrelmann, K. (2017). *Gesundheitskompetenz der Bevölkerung in Deutschland*. Ergebnisbericht: Universität Bielefeld, Fakultät für Gesundheitswissenschaften.

Smith, B. J., Tang, K. C., & Nutbeam, D. (2006). WHO Health Promotion Glossary: New terms. *Health Promotion International, 21*(4), 340–345. doi: https://doi.org/10.1093/heapro/dal033.

Soellner, R., Huber, S., Lenartz, N., & Rudinger, G. (2009). Gesundheitskompetenz – ein vielschichtiger Begriff. *Zeitschrift für Gesundheitspsychologie, 17*(3), 105–113. doi: https://doi.org/10.1026/0943-8149.17.3.105.

Soellner, R., Lenartz, N., Huber, S., & Rudinger, G. (2010). Facetten der Gesundheitskompetenz – eine Expertenbefragung. In E. Klieme, D. Leutner & M. Kenk (Hrsg.), *Kompetenzmodellierung. Eine aktuelle Zwischenbilanz des DFG-Schwerpunktprogramms* (Zeitschrift für Pädagogik, Beiheft 56, S. 104-114). Weinheim, Basel: Beltz.

Techniker Krankenkasse (2015). *TK-CampusKompass*. Hamburg: Techniker Krankenkasse.

van der Ploeg, H. P., & Hillsdon, M. (2017). Is sedentary behaviour just physical inactivity by another name? *International Journal of Behavioral Nutrition and Physical Activity, 14*(1), 142. doi: https://doi.org/10.1186/s12966-017-0601-0.

Weisser, B., Preuss, M., & Predel, H.-G. (2009). Körperliche Aktivität und Sport zur Prävention und Therapie von inneren Erkrankungen im Seniorenalter [Physical activity for prevention and therapy of internal diseases in the elderly]. *Medizinische Klinik, 104*(4), 296–302.

Weisser, B., Preuß, M., & Predel, H.-G. (2010). Körperliche Aktivität und Gesundheit – Positive Effekte eines aktiven Lebensstils. *Der Klinikarzt, 39*(06), 282–286. doi: https://doi.org/10.1055/s-0030-1262963.

JESSICA HELTEN, SASCHA HOFFMANN, JULIA VON SOMMOGGY, JULIKA LOSS, CLAAS CHRISTIAN GERMELMANN & SUSANNE TITTLBACH

Smart Moving: Bewegungs- und Sitzverhalten von Studierenden

Einleitung

Bewegungsmangel und lange Sitzzeiten sind in westlichen Bevölkerungen weit verbreitet und zählen zu häufigen Ursachen für Zivilisationskrankheiten (Batacan, Duncan, Dalbo, Connolly & Fenning, 2016). Erste Studien im Setting Hochschule deuten an, dass Bewegungsmangel und insbesondere sitzendes Verhalten (sog. „sedentary behaviour") auch unter Studierenden weit verbreitet sind (Bennie, Chau, van der Ploeg, Stamatakis, Do & Bauman, 2013). Hingegen wird durch die aktuellen Bewegungsempfehlungen (Rütten & Pfeifer, 2016) deutlich gemacht, dass 150 Minuten moderate Aktivität sowie ein möglichst häufiges Unterbrechen des Sitzens aus gesundheitlicher Sicht wichtig sind.

Theoretischer Rahmen

Seit der Ottawa-Charta der Weltgesundheitsorganisation (WHO) gilt der Setting-Ansatz als Kernstrategie der Gesundheitsförderung (World Health Organisation, 1986). Dies besagt, dass das Thema Gesundheitsförderung in verschiedenen Settings, wie beispielsweise in Schulen, Betrieben oder auch Hochschulen, eingebunden wird. Das Setting Universität bzw. Hochschule rückt immer mehr in den Fokus, um Gesundheitsverhalten dort zu beeinflussen und bewegungsfreundlichere Rahmenbedingungen zu schaffen (Möllenbeck, 2011). Neben dem „Setting-Ansatz" sind „Partizipation" und „Empowerment" zentrale Schlagwörter für moderne Gesundheitsförderung. Bei der Partizipation unterschiedlicher Stakeholder (im Hochschul-Kontext z. B.: Studierende, Professor/innen, Vertretende der Studierendenberatung und des universitären Gesundheitsmanagements) wird nicht nach dem „Top-Down"-Prinzip vorgegangen, sondern eine symbiotische Strategie verfolgt. Hierbei tauschen sich Stakeholder mit unterschiedlicher Expertise und Sichtweise zu einer Thematik aus, um nachhaltige Prozesse in dem jeweiligen Setting (Hochschule) und für die Zielgruppe (Studierende) passende Maßnahmen zu implementieren (Gräsel, Jäger & Willke, 2006). Die Maßnahmen werden von und mit der Zielgruppe entwickelt, sodass diese Befähigung und Stärkung von Personen (Empowerment) in Form von Wissen, Fähigkeiten, Engagement und Strukturen als stufenweiser Prozess erfolgt (Brandstetter, Curbach, Lindacher, Rueter, Warrelmann & Loss, 2017). Partizipative Maßnahmen im Setting Hochschule können daher zum Kapazitätsaufbau für Bewegungsförderung beitragen.

Studie Smart Moving

Daran setzt die aktuelle Studie „Smart Moving"[1] mit dem Ziel an, das allgemeine Bewegungsverhalten der Studierenden zu erhöhen sowie das Sitzverhalten zu verringern. Der vorliegende Beitrag konzentriert sich auf die Darstellung der querschnittlichen Ergebnisse der Prä-Erhebung zum Bewegungs- und Sitzverhalten von Studierenden im Setting Hochschule, die in die Planung, Umsetzung, Wirksamkeit und Nachhaltigkeit partizipativ entwickelter Maßnahmen eingeflossen sind. Diese Maßnahmen werden durch einen kooperativen Planungsprozess und unter Integration eines Ideenwettbewerbs auf die jeweilige Universität zugeschnitten. Dies beinhaltet mehrere Aspekte:

a) Seit Frühjahr/Sommer 2018 wird ein ca. 1,5 Jahre andauernder kooperativer Planungsprozess an jeder Universität durchgeführt. Dabei findet ein Wissensaustauschprozess zum Aufbau von Kapazitäten zwischen Wissenschaftler/innen und Akteuren eines bestimmten Settings statt, um Fähigkeiten für die Planung, Durchführung und Evaluation von bewegungsförderlichen Maßnahmen zu entwickeln (Bergeron, Abdi, DeCorby, Mensah, Rempel & Manson, 2017). Die unterschiedlichen Stakeholder sind aus verschiedenen Bereichen des Settings Hochschule, die jeweils ihr spezifisches Know-How einbringen, um unterschiedliche Perspektiven und Aspekte abzuwägen bzw. zusammenzuführen. Die kooperative Planungsgruppe von Universität A besteht beispielsweise aus Vertreter/innen des Studierendenparlaments, der universitären Studierendenberatung, des Universitären Gesundheitsmanagements und weiteren Hochschulangehörigen.

b) Der zweite Prozess erfolgte von Mai bis November 2018 in Form eines Ideenwettbewerbs. Die Studierenden konnten in diesem Zeitraum jeweils eigenständig entwickelte Ideen und Vorschläge zur Bewegungsförderung an der eigenen Hochschule online einreichen, die viele Studierende erreichen sollten, einfach umsetzbar sind und möglichst auch Aspekte des Nudgings („make the healthy way the easy way") (Krisam, Philipsborn & Meder, 2017) berücksichtigen. Am Ende erfolgte eine Jury-Sitzung, in der ausgewählte Experten die Ideen anhand eines Kriterienkatalogs (z. B. Empowerment, Nudging, Nutzen für Viele, Realisierbarkeit) bewerteten. Im Anschluss wurden die Ideen aus dem Ideenwettbewerb von der kooperativen Planungsgruppe der jeweiligen Hochschule unter Berücksichtigung weiterer Ideen sowie Rahmenbedingungen aufgegriffen und weiterentwickelt.

Ab dem Jahr 2019 erfolgt darauf aufbauend die Umsetzung von Maßnahmen zur Förderung der Alltagsbewegung und zur Reduzierung des sitzenden Verhaltens bei Studierenden. Die Studie dauert bis Ende 2020 an, daher werden in diesem Beitrag erste Ergebnisse zum Bewegungs- und Sitzverhalten vorgestellt und die Methodik-Darstellung beschränkt sich auf den Status Quo. Abbildung 1 fasst das Studiendesign von Smart Moving zusammen:

---

[1] Smart Moving ist gefördert von der Techniker Krankenkasse und wird in Kooperation der Universitäten Bayreuth und Regensburg sowie dem bayerischen Kompetenzzentrum Ernährung (KErn) durchgeführt.

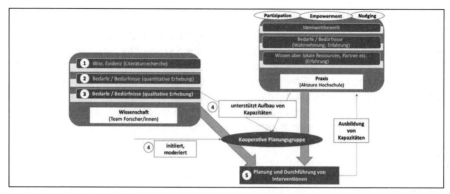

Abb. 1. Studiendesign Smart Moving.

Methode der Evaluation

Die Evaluation findet in einem Prä-Post-Test Design an zwei Universitäten statt. An den Universitäten A und B sind sowohl Gemeinsamkeiten (z. B. staatliche Campus-Universität, eigene Sportanlagen, Hochschulsportangebote) als auch Unterschiede zu verzeichnen (z. B. Anzahl der Studierenden – Universität A: ca. 13.000 Studierende, Universität B: ca. 21.500 Studierende; Universität A mit seit sechs Jahren begleitendem Prozess zur „Gesunden Hochschule", an Universität B ohne).

Datenerhebung

Bewegungs- und Sitzverhalten: Die Datenerhebung erfolgt mittels eines standardisierten Fragebogens (Paper-Pencil-Verfahren) zu folgenden Bereichen: Freizeitaktivität und sportliche Aktivität, für die der „Baecke Questionnaire" (Baecke, Burema & Frijters, 1982) als Orientierung dient, sowie durchschnittliche Sitzzeiten am Campus und Unterbrechungen pro Tag in unterschiedlichen Bereichen (z. B. Bibliothek, Lehrveranstaltung, Mittagessen, Pause), Alltagsbewegung zwischen Veranstaltungen und die Art der zurückgelegten Wegstrecke zur Hochschule, bezogen auf eine typische Woche an der Hochschule, wofür die validen Fragebögen „BSA" (Fuchs, Klaperski, Gerber & Seelig, 2015) und „Sitting-Questionnaire" (Marshall, Miller, Burton & Brown, 2010) als Grundlage herangezogen werden. Ergänzt wird mit Fragen zur Barrierewahrnehmung zu Aktivität (Brehm, Pahmeier, Tiemann, Wagner & Bös,

2014) und offenen Fragen zu Bedürfnissen hinsichtlich mehr Bewegung an der Hochschule. Die Prä-Erhebung erfolgte zu Beginn des Sommersemesters 2018, die Post-Erhebung ist zu Beginn des Sommersemesters 2020 geplant.[2]

Stichprobe

In der Prä-Erhebung wurde ein Convenience Sample Studierender verschiedener Studiengänge der beiden Universitäten (N = 505 Universität A, N = 315 Universität B; Frauenanteil = 59%, Männeranteil = 41%; jüngere Studierende = 76%, ältere Studierende = 24%) erfasst. Das Convenience Sample wurde anhand ausgewählter Vorlesungen, die eher zu Beginn des Studiums besucht werden, festgelegt, sodass an beiden Hochschulen möglichst viele verschiedene Studiengänge befragt werden können und dieselben Studierenden auch zur Post-Befragung noch erreicht werden können.

Datenauswertung

Die Fragebogendaten werden mithilfe des Statistikprogramms SPSS aufbereitet und analysiert. Zur empirischen Überprüfung des alltäglichen Bewegungs- und Sitzverhaltens der Studierenden werden folgende Untersuchungsschwerpunkte fokussiert:
- Sitzverhalten (Sitzzeiten und Unterbrechung des Sitzens),
- Bewegungsverhalten (Alltagsbewegung an der Hochschule und Active Transport zu bzw. von der Hochschule).

Unterschiede im Bewegungs- und Sitzverhaltens, in Abhängigkeit soziodemographischer Variablen bzw. der Universitätszugehörigkeit, werden mittels Varianzanalysen und Chi-Quadrat Tests überprüft.

Ergebnisse

Es zeigt sich, dass die befragten Studierenden bei der Prä-Erhebung im Studiums-Kontext im Mittel 34,3 Stunden pro Woche (s = 20,01 Std.) sitzen. Unter anderem in Lehrveranstaltungen und in der Bibliothek beträgt der Mittelwert der Sitzzeiten 17 Stunden (s = 11,98 Std.) bzw. 9,8 Stunden (s = 13,28 Std.). Die deskriptiven Kennwerte zeigen, dass viel und lange im universitären Kontext gesessen wird, aber auch dass sich unter den Studierenden eine hohe Varianz hinsichtlich des Bewegungs- und Sitzverhaltens zeigt.
Grundsätzlich ist das Sitzverhalten der Studierenden an beiden Universitäten ähnlich und auch Männer und Frauen haben ähnliche Sitzzeiten, wobei Frauen tendenziell

---

[2] Ergänzt werden die quantitativen Erhebungen mit einer qualitativen Setting-Analyse im Sommersemester 2018: Semistandardisierte Experteninterviews mit Lehrenden, Studierenden, Beschäftigten (ca. N = 5 je Universität) sowie PhotoVoice-Protokolle von ca. 22 Studierenden je Universität werden durchgeführt. Ziel ist es Informationen zu gewinnen, welche Ressourcen und Barrieren aus Beschäftigtensicht für Bewegung und Sitzvermeidung vorliegen und was auf dem Campus aus Studierendensicht zu Bewegung animiert bzw. diese verhindert. Der vorliegende Beitrag geht nicht gezielt auf die Setting-Analyse ein.

länger sitzen als Männer. Es zeigt sich, dass jüngere Studierende (vornehmlich Bachelor) längere Sitzzeiten haben als ältere Studierende, dieser Effekt wird in Lehrveranstaltungen signifikant ($F_{1,682}=10,277^{**}$, $\eta^2 = 0,015$). Weiterhin unterbrechen Studierende der Universität B ihre sitzende Tätigkeit in Lehrveranstaltungen signifikant häufiger als Studierende der Universität A ($\Sigma^2 (4) = 83,688^{***}$).

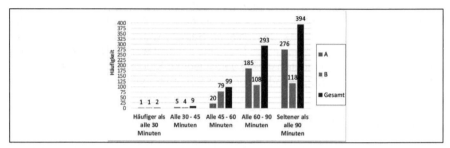

Abb. 2. Unterbrechung der Sitzzeiten in Lehrveranstaltungen an Universität A und B.

Dem Sitzverhalten von Studierenden an der Hochschule stehen im Mittel 6,1 Stunden pro Woche (s = 5,98 Std.) Alltagsbewegung auf dem Campus und Active Transport zum/vom Campus gegenüber. Diesbezüglich muss erwähnt werden, dass es sich hierbei um eher sehr niedrig intensive Bewegungen, wie beispielsweise das Spazierengehen zwischen zwei Lehrveranstaltungen oder das Laufen von einer Lehrveranstaltung zur Mensa, handelt. Das Alltagsbewegungsverhalten der untersuchten Gruppen (hinsichtlich Geschlecht, Alter und Universität) war insgesamt ähnlich. Frauen bewegen sich an der Hochschule (z. B. Spazierengehen zwischen Lehrveranstaltungen) jedoch signifikant häufiger als Männer ($F_{1,624}=4,573^*$, $\eta^2 = 0,007$).

Diskussion

Die Ergebnisse der Studie unterstreichen die Notwendigkeit der Entwicklung von Maßnahmen zur Reduktion und Unterbrechung der Sitzzeiten von Studierenden während ihres Aufenthaltes an der Hochschule. Es zeichnet sich ab, dass hinsichtlich der Verringerung des Sitzens insbesondere Frauen und jüngere Studierende in den Fokus genommen werden sollten. Aus Sicht der strukturellen Rahmenbedingungen sollten Lehrveranstaltungen, vor allem hinsichtlich der Sitzdauer und -unterbrechungen, in den Blick genommen werden. Bei Universität A zeigten sich zumeist längere Veranstaltungszeiten (90 Minuten) als bei Universität B und damit verbunden längere Sitzzeiten. Diese Aspekte werden insbesondere im Rahmen des Interventionsprozesses durch die kooperative Planungsgruppe bei der Entwicklung von Maßnahmen unter Einbezug des Ideenwettbewerbs berücksichtigt, sodass Maßnahmen zur Sitzunterbrechung, die in Lehrveranstaltungen einsetzbar sind (z. B. AktivPause), derzeit entwickelt und umgesetzt werden.

Studienlimitationen: Die Ergebnisse zum Alltagsbewegungsverhalten beziehen sich vornehmlich auf leicht intensive Tätigkeiten an der Hochschule und sind daher mit aktuellen Bewegungsempfehlungen, die sich auf moderate Aktivität beziehen (150 Minuten pro Woche) nicht vergleichbar. Die Studie fragt ausschließlich nach Bewegung und Sitzen auf dem Campus. Wie viel die Studierende woanders, z. B. zu Hause sitzen, wurde im Rahmen dieser Studie nicht abgefragt.

Literatur

Baecke, J. A., Burema, J. & Frijters, J. E. (1982). A short questionnaire for the measurement of habitual physical activity in epidemiological studies. *The American Journal of Clinical Nutrition, 36*(5), 936-942. doi: 10.1093/ajcn/36.5.936.
Batacan, R. B., Duncan, M. J., Dalbo, V. J., Connolly, K. J. & Fenning, A. S. (2016). Light-intensity and high-intensity interval training improve cardiometabolic health in rats. *Applied physiology, nutrition, and metabolism = Physiologie appliquee, nutrition et metabolisme, 41*(9), 945-952. doi: 10.1139/apnm-2016-0037.
Bennie, J. A., Chau, J. Y., van der Ploeg, H. P., Stamatakis, E., Do, A. & Bauman, A. (2013). The prevalence and correlates of sitting in European adults – a comparison of 32 Eurobarometer-participating countries. *The international journal of behavioral nutrition and physical activity, 10*, 107. doi: 10.1186/1479-5868-10-107.
Bergeron, K., Abdi, S., DeCorby, K., Mensah, G., Rempel, B. & Manson, H. (2017). Theories, models and frameworks used in capacity building interventions relevant to public health: a systematic review. *BMC Public health, 17*(1), 914. doi: 10.1186/s12889-017-4919-y.
Brandstetter, S., Curbach, J., Lindacher, V., Rueter, J., Warrelmann, B. & Loss, J. (2017). Empowerment for healthy nutrition in German communities: a study framework. *Health Promotion International, 32*(3), 500-510. doi: 10.1093/heapro/dav092.
Brehm, W., Pahmeier, I., Tiemann, M., Wagner, P. & Bös, K. (2014). *Psychosoziale Ressourcen. Stärkung von psychosozialen Rressourcen im Fitness- und Gesundheitssport. Arbeitshilfen für ÜbungsleiterInnen und TrainerInnen.* Frankfurt (3. Neubearbeitete Auflage). Deutscher Turner-Bund.
Fuchs, R., Klaperski, S., Gerber, M. & Seelig, H. (2015). Messung der Bewegungs- und Sportaktivität mit dem BSA-Fragebogen. *Zeitschrift für Gesundheitspsychologie, 23*(2), 60-76. doi: 10.1026/0943-8149/a000137.
Gräsel, C., Jäger, M. & Willke, H. (2006). Konzeption einer übergreifenden Transferforschung unter Einbeziehung des internationalen Forschungsstandes. In R. Nickolaus & C. Gräsel (Hrsg.), *Innovation und Transfer. Expertisen zur Transferforschung* (S. 445-566). Hohengehren: Schneider.
Krisam, M., Philipsborn, P. von & Meder, B. (2017). Nudging in der Primärprävention: Eine Übersicht und Perspektiven für Deutschland. *Das Gesundheitswesen, 79*(02), 117-123.
Marshall, A. L., Miller, Y. D., Burton, N. W. & Brown, W. J. (2010). Measuring total and domain-specific sitting: a study of reliability and validity. *Medicine and science in sports and exercise, 42*(6), 1094-1102. doi: 10.1249/MSS.0b013e3181c5ec18.
Möllenbeck, D. (2011). *Gesundheitsförderung im Setting Universität. Verbreitung und Effekte sportlicher Aktivität bei Studierenden; eine salutogenetische Untersuchung* (Reihe Junge Sportwissenschaft, Bd. 14). Zugl.: Göttingen, Univ., Diss., 2010. Schorndorf: Hofmann.
Rütten, A. & Pfeifer, K. (Hrsg.). (2016). *Nationale Empfehlungen für Bewegung und Bewegungsförderung.* Köln: Bundeszentrale für gesundheitliche Aufklärung.
World Health Organisation. *Ottawa-Charta zur Gesundheitsförderung.* Zugriff unter www.euro.who.int/__data/assets/pdf_file/0006/129534/Ottawa_Charter_G.pdf.

THOMAS CORDES & BETTINA WOLLESEN

Bewegungsinterventionen zur Förderung der Alltagsfunktionalität für nicht-gehfähige Bewohner/innen in der stationären Altenpflege

Einleitung

Die Zahl der Menschen mit einem Alter über 80 Jahre steigt progressiv an. Mit diesem Anstieg nimmt auch die Zahl an Pflegebedürftigen deutlich zu. Im Jahr 2017 gab es in Deutschland bereits 3,41 Millionen Pflegebedürftige, wovon 0,82 Millionen in Pflegeheimen vollstationär betreut wurden (Statistisches Bundesamt, 2018). Der Zustand von pflegebedürftigen Bewohner/innen der stationären Altenpflege ist gekennzeichnet durch Mehrfacherkrankungen, Gebrechlichkeit, ein hohes Risiko für die Entstehung und das Fortschreiten von Behinderungen sowie den Verlust der Gehfähigkeit (Ferrucci et al., 2004). Dies führt zu starken Einbußen in der Selbstständigkeit bei Aktivitäten des täglichen Lebens (ADL; Covinsky et al., 2003). 59% der Bewohner/innen im Altenpflegeheim haben starke Limitierungen innerhalb der ADL durch motorische und kognitive Fähigkeitseinbußen (Statistisches Bundesamt, 2015). Somit sind sie ohne körperliches Training einem stetigen Abbau physischer Funktionen wie Handkraft, Gleichgewicht und Mobilität ausgesetzt (Masciocci et al., 2019). Dieser Verlust von Alltagsfunktionen steht zudem in Zusammenhang mit einer reduzierten Lebensqualität (Kehyayan et al., 2016).
Studien zu Trainingsinterventionen mit Kraft-, Beweglichkeits- und Gleichgewichtsübungen in der Gruppe zeigen positive Effekte auf die Alltagsfunktionalität von Bewohner/innen im Altenpflegeheim (Crocker et al., 2013). Allerdings bleibt unklar, wie die Trainingsinterventionen konkret inhaltlich strukturiert sein sollten, um neben der Alltagsfunktionalität, die Lebenszufriedenheit und das psychosoziale Wohlbefinden zu verbessern. Über Intensität, Dauer und Frequenz des Trainings wird ebenfalls nur wenig berichtet. Bis heute gibt es keine evidenzbasierten Richtlinien zur Förderung der körperlichen Aktivität bei multimorbiden Bewohner/innen in der Altenpflege (De Souto Barreto et al., 2016, Nelson et al., 2007). Statistisch sind etwa die Hälfte der Bewohner/innen in der stationären Altenpflege auf einen Rollstuhl angewiesen (Shields, 2004). Dennoch zielen die meisten Interventionen auf die Förderung von noch gehfähigen Bewohner/innen ab (Schaeffer et al., 2016). Ein Bericht von der International Association of Gerontology and Geriatrics – Global Aging Research Network (IAGG-GARN) und der IAGG European Region Clinical Section (De Souto Barreto et al., 2016) gibt Empfehlungen für körperliche Aktivität bei Bewohner/innen der stationären Altenpflege und schlägt ein multikomponentes Übungsprogramm mit Inhalten zur Kräftigung der Muskulatur und Steigerung der Ausdauer vor, welches mit Gleichgewichts- und Beweglichkeitsübungen ergänzt werden kann. Die Trainingsintensität sollte demnach moderat sein. Moderate Intensität wird erreicht, indem

die Kraftübungen mit 13-15 Wiederholungen in ein bis zwei Sätzen durchgeführt werden. Bei Ausdauerübungen sollten Herz- und Atemfrequenz merkbar erhöht sein, ohne dabei Atemlosigkeit oder übermäßige Erschöpfung hervorzurufen. Zudem sollte das Training zweimal wöchentlich für 45 Minuten stattfinden. Studien, die diese Empfehlung wissenschaftlich belegen sowie die Durchführbarkeit und die Effektivität eines solchen Trainingsprogramms für hochaltrige, nicht-gehfähige Bewohner/innen in der stationären Altenpflege adressieren, fehlen bislang.

Ziel der Machbarkeitsstudie war es daher zu untersuchen, ob und wie eine sitzgymnastische Trainingsintervention für nicht-gehfähige Bewohner/innen in der stationären Altenpflege durchführbar ist, und ob dadurch eine Verbesserung der Alltagsfunktionalität sowie eine Steigerung der Lebenszufriedenheit und des Wohlbefindens erreicht werden kann. Es wird angenommen, dass ein Training noch bestehender physischer Funktionen wie Handkraft und Gleichgewicht die Alltagsfunktionalität erhalten oder verbessern und somit zu einer gesteigerten Lebenszufriedenheit beitragen kann.

Methode

Studiendesign

Die Machbarkeitsstudie untersuchte im Prä-Post-Design die Wirksamkeit eines 16-wöchigen, sitzgymnastischen, multikomponenten Trainingsprogramms (Abb. 1).

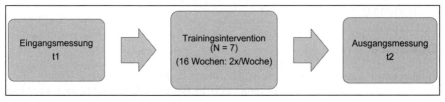

Abb. 1. Flow Diagramm der Machbarkeitsstudie.

Probanden

Untersucht wurden N = 7 multimorbide, nicht-gehfähige Bewohner/innen mit einem Durchschnittsalter von 85 Jahren (SD = 5.2) in einer stationären Altenpflegeeinrichtung. Einschlusskriterien waren der freiwillige Wunsch zur Teilnahme, die Fähigkeit, aufrecht sitzen zu können sowie die Fähigkeit, einfache Aufgaben verstehen zu können.

Intervention

Ein 16-wöchiges, sitzgymnastisches, multikomponenten Trainingsprogramm mit progressiven Übungen für Kraft, Ausdauer, Beweglichkeit und Koordination wurde zweimal pro Woche für 60 Minuten durchgeführt. Zum Einsatz kamen motivierende Materialien wie bunte Tücher und Bälle, Spielformen mit Alltagsbezug sowie Übungen mit leichten Gewichten, Stäben und Handtüchern. Die Auswahl setzte sich aus Übungen zusammen, die in anderen Seniorensportprogrammen erfolgreich evaluiert und umgesetzt wurden (Schaeffer et al., 2016). Zur Ressourcensteigerung wurden die Übungen für ein ausschließlich sitzgymnastisches Programm modifiziert und unter Zuhilfenahme der Borg Skala (Borg, 1982) hinsichtlich Intensität und Umfang stetig progressiv angepasst. Während des Trainings wurde ein Borg Skalenwert im Bereich 12-14 für moderate/etwas anstrengende Intensität angestrebt. Für eine Intensitätssteigerung wurde zunächst die Anzahl der Wiederholungen bzw. die Dauer einer Übung erhöht. Im progressiven Verlauf wurden zudem die Anzahl der Trainingssätze von zwei auf drei erhöht und Gewichte von 1-2 kg hinzugenommen.

Messinstrumente

Die Bestimmung der Alltagsfunktionalität erfolgte über die Handkraft mit einem hydraulischen Handdynamometer (JAMAR, hydraulic hand dynamometer) und das funktionelle Gleichgewicht im Sitzen mit dem Functional Reach Test (Duncan et al., 1990). Zudem wurde das physische und psychische, gesundheitsbezogene Wohlbefinden mit dem SF-12 (Ware et al., 1998) und die Lebenszufriedenheit mit der Satisfaction with Life Scale (Glaesmer et al., 2011) überprüft.

Statistik

Zur statistischen Analyse wurde der Wilcoxon-Test für verbundene Stichproben durchgeführt ($p < 0,025$).

Ergebnisse

Die Auswertung zeigte eine höhere Handkraft von t1 ($Mdn = 11\ kg$) zu t2 ($Mdn = 18\ kg$; $Z = 2.38, p = .017$). Zudem verbesserten sich die Bewohnerinnen functional reach test von t1 ($Mdn = 98\ cm$) zu t2 ($Mdn = 119\ cm$; $Z = 2.36, p = .018$; Abb. 2).

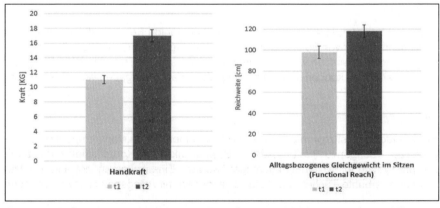

Abb. 2. Handkraft und Gleichgewicht im Vergleich Eingangsmessung (t1) zu Ausgangsmessung (t2).

Abbildung 3 zeigt die positive Entwicklung des physischen Wohlbefindens von t1 zu t2 ($Z = 1.86, p = .063$) sowie ein unverändertes psychisches Wohlbefinden von t1 zu t2 ($Z = 0, p = 1$).

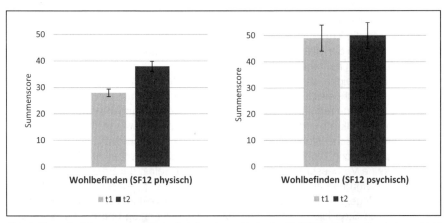

Abb. 3. Gesundheitsbezogene physische (links) und psychische (rechts) Wohlbefinden. Ergebnisse von t1 Eingangsmessung (hellgrau) zu t2 Ausgangsmessung (dunkelgrau).

Die Lebenszufriedenheit, dargestellt in Abbildung 4, ist mit einer leichten Steigerung von t1 ($Mdn = 22$) zu t2 ($Mdn = 23; Z = 0, p = 1$) nahezu stabil geblieben.

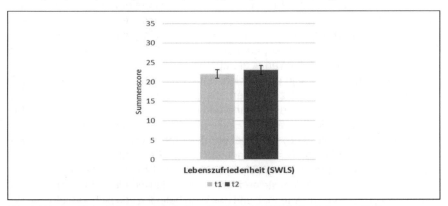

Abb. 4. Lebenszufriedenheit mit der Satisfaction with Life Scale (SWLS). Ergebnisse von t1 Eingangsmessung (hellgrau) zu t2 Ausgangsmessung (dunkelgrau).

Das Training wurde von allen Bewohner/innen als positiv für den Erhalt von Alltagsfunktionen bewertet. Zudem gab es positive Rückmeldungen zu Funktionsverbesserungen im Alltag vom Betreuungspersonal.

Diskussion

Ziel der Machbarkeitsstudie war es, die Durchführbarkeit und die Effektivität eines multikomponenten Trainingsprogramms zur Verbesserung der Alltagsfunktionalität von nicht-gehfähigen Bewohner/innen in der stationären Altenpflege zu untersuchen. Zudem sollten die Ergebnisse Aufschluss darüber geben, ob ein Training der physischen Funktionen die Alltagsfunktionalität steigert und damit zu mehr Lebensqualität und Wohlbefinden beitragen kann.

Die Ergebnisse zeigen, dass die Interventionsteilnehmer/innen ihre Handkraft erhöhten und das Gleichgewicht im Sitzen (Sit & Reach) im Verlauf von 16 Wochen steigern konnten. Ohne reguläres Training wäre in diesem Setting mit einer stetigen Abnahme von Handkraft und Gleichgewicht zu rechnen gewesen (Masciocci et al., 2019). Das physische Wohlbefinden hat sich von t1 zu t2 ebenfalls verbessert während das psychische Wohlbefinden und die Lebenszufriedenheit stabil blieben. Obwohl hier keine Verbesserung festgestellt wurde, ist selbst der Erhalt bei dieser multimorbiden Zielgruppe als Erfolg zu werten, da auch die psychosozialen Funktionen in der Altenpflege durch eine stetige Abnahme gekennzeichnet sind (Scheid-Nave et al., 2010). Die Stabilisierung der gesundheitlichen Situation und die Verhinderung einer Abwärtsentwicklung stehen hierbei im Vordergrund (Schaeffer et al., 2009). Um motorische und psychosoziale Ressourcen von nicht-gehfähigen Bewohner/innen zu stärken, erwies sich das multikomponente Programm mit moderater Intensität als geeignet und gut durchführbar. Durch eine progressive Steigerung der Intensität wurde ein trainingswirksamer Reiz gesetzt und ein erwarteter Zuwachs der Komponenten Kraft und Gleichgewicht erzielt. Diese Steigerung steht in direktem Zusammenhang mit einer verbesserten physischen Funktionsfähigkeit bezogen auf die ADL (Covinsky et al., 2003) und wirkt sich somit positiv auf die Lebenszufriedenheit und das Wohlbefinden aus (Kehyayan et al., 2016).

Weitere Untersuchungen sind erforderlich, um konkrete Empfehlungen zu Intensität und Trainingsinhalten geben zu können, die dazu beitragen, dass bei zukünftigen Trainingsinterventionen auch die Bedarfe und Ressourcen der nicht-gehfähigen Bewohner/innen berücksichtigt werden. Eine Fallzahlberechnung (Effektstärke f: 0,3; α err prob: 0,05; Power: 0,95) hat ergeben, dass randomisiert-kontrollierte Studien eine Stichprobengröße von N = 32 benötigen um die Ergebnisse zu bestätigen. Zusammenfassend konnte die Durchführbarkeit des multikomponenten Trainingsprogramms belegt werden. Zudem steigerte die Intervention die Alltagsfunktionalität und stabilisierte die Lebenszufriedenheit und das Wohlbefinden von nicht-gehfähigen Bewohner/innen in der stationären Pflegeeinrichtung.

Literatur

Statistisches Bundesamt (2018). *Pflegestatistik 2017 – Deutschlandergebnisse. Statistisches Bundesamt*, Wiesbaden. Zugriff am 19.01.2019 unter https://www.destatis.de/DE/Themen/Gesellschaft-Umwelt/Gesundheit/Pflege/_inhalt.html# sprg229164.

Ferrucci, L., Guralnik, J. M., Studenski, S., Fried, L. P., Cutler, G. B. Jr., & Walston, J. D. (2004). Designing randomized, controlled trials aimed at preventing or delaying functional decline and disability in frail, older persons: a consensus report. *J Am Geriatr Soc, 52*, 625-34.

Covinsky, K. E., Palmer, R. M., Fortinsky, R. H., Counsell, S. R., Stewart, A. L., Kresevic, D., Burant, C. J., & Landefeld, C. S. (2003). Loss of independence in activities of daily living in older adults hospitalized with medical illnesses: increased vulnerability with age. *J Am Geriatr Soc, 51*, 451-8.

Masciocchi, E., Maltais, M., Rolland, Y., Vellas, B., & de Souto Barreto, P. (2019). Time Effects on Physical Performance in Older Adults in Nursing Home: A Narrative Review. *The Journal Of Nutrition, Health & Aging, 23*(6), 586-594.

Kehyayan, V., Hirdes, J., Tyas, S., & Stolee, P. (2016). Predictors of Long-Term Care Facility Residents' Self-Reported Quality of Life With Individual and Facility Characteristics in Canada. *Journal Of Aging And Health, 28*(3), 503-529.

Crocker, T., Young, J., Forster, A., Brown, L., Ozer, S., & Greenwood, D. C. (2013). The effect of physical rehabilitation on activities of daily living in older residents of long-term care facilities: systematic review with meta-analysis. *Age Ageing, 42*(6), 682–8

De Souto Barreto, P., Morley, J. E., Chodzko-Zajko, W., Pitkala, K. H., Weening-Djiksterhuis, E., Rodriguez-Mañas, L. ..., & Izquierdo, M. (2016). *Journal of the American Medical Directors Association, 17*(5), 381-392.

Nelson, M. E., Rejeski, W. J., Blair, S. N., Duncan, P. W., Judge, J. O., King, A. C., Macera, C. A., & Castaneda-Sceppa, C. (2007). Physical activity and public health in older adults: Recommendation from the American College of Sports Medicine and the American Heart Association. *Med Sci Sports Exerc, 39*(8), 1435–45.

Shields, M. (2004). Use of wheelchairs and other mobility support devices. *Health reports/Statistics Canada, Canadian Centre for Health Information, 15*(3), 37-41.

Schaeffer, D., Kleina, T., & Horn, A. (2016). Aktualisierung der ZQP-Datenbank „Bewegungsfördernde Interventionen". Abschlussbericht. Berlin: Zentrum für Qualität in der Pflege. Zugriff am 19.01.2019 unter www.zqp.de/wp-content/uploads/2016_09_16_AbschlussberichtUni-Bielefeld_vf.pdf

Borg, GA. (1982). Psychophysical bases of perceived exertion. *Medicine and Science in Sports and Exercise, 14*, 377-381.

Duncan, P. W., Weiner, D. K., Chandler, J., & Studenski, S. (1990). Functional reach: A new clinical measure of balance. *J Gerontol, 45*(6), M192-7.

Ware, J. E., Keller, S. D., & Kosinski, M. (1998). Sf-12: How to score the Sf-12 Physical and Mental Health Summary Scales. *QualityMetric Incorporated*. Boston: Lincoln.

Glaesmer, H., Grande, G., Braehler, E., & Roth, M. (2011). The German Version of the Satisfaction With Life Scale (SWLS). *Eur J Psychol Assess, 27*, 127–32.

Scheidt-Nave, C., Richter, S., Fuchs, J., & Kuhlmey, A. (2010). Herausforderungen an die Gesundheitsforschung für eine alternde Gesellschaft am Beispiel „Multimorbidität". *Bundesgesundheitsbl., 53*(5), 441–50.

Schaeffer, D., & Büscher, A. (2009). Möglichkeiten der Gesundheitsförderung in der Langzeitversorgung: Empirische Befunde und konzeptionelle Überlegungen. *Z Gerontol Geriatr., 42*(6), 441–51.

CAROLIN GUTSCH & BETTINA WOLLESEN

Entwicklung von Bewegungsinterventionen für Altenpflegekräfte unter Berücksichtigung des Arbeitsbewältigungsverhaltens

Einleitung

Durch den demographischen Wandel wächst der Bedarf an Pflegeplätzen, während zeitgleich die verfügbaren Pflegekräfte altern und weniger Auszubildende folgen (Drupp & Meyer, 2020). Dies wird den bestehenden Fachkräftemangel zukünftig verstärken und die Arbeitsbelastung in der Pflege weiter erhöhen.
Durch vielfältige Bedürfnisse und Hilfebedarfe der zu Pflegenden sind Altenpflegekräfte hohen psychischen Belastungen ausgesetzt (Hasson & Arnetz, 2008; Pitfield et al., 2011). Hinzu kommen physische Belastungen durch Unterstützung beim Transfer sowie ungünstige Körperhaltungen bei Pflegetätigkeiten (Hasson & Arnetz, 2008). Die Arbeit in der Pflege wird von über 60% als in sehr hohem Maße emotional fordernd wahrgenommen (Ulusoy et al., 2018), verursacht ein hohes Stresslevel bei den Beschäftigten (Josefsson et al., 2007) und wirkt sich negativ auf die Gesundheit aus (Nienhaus et al., 2012). Hohe Krankenstände (Kliner et al., 2017) und frühzeitige Berufsausstiege (Hasselhorn et al., 2003) sind die Folge.
Eine positive Einstellung, eine gute Work-Life-Balance, soziale Unterstützung, gute Handlungskompetenzen und aktive Coping-Strategien sind wichtige Resilienzfaktoren, die die Bewältigung von Arbeitsanforderungen positiv beeinflussen (Cameron & Brownie, 2010; Cope et al., 2016; Zimber, 1998). Ein gutes Arbeitsbewältigungsverhalten geht zudem mit einem niedrigeren Stressempfinden einher (Grundmann et al., 2013). Durch regelmäßige körperliche Aktivität wird die psychosoziale Gesundheit (Avila-Palencia et al., 2017; Brown et al., 2011) und die Lebensqualität verbessert (Bize et al., 2007). Auch die regelmäßige Nutzung eines Betrieblichen Gesundheitsmanagements wirkt sich positiv auf die Gesundheit und Belastbarkeit von Altenpflegekräften aus, jedoch nimmt männliches und jüngeres Pflegepersonal seltener daran teil (Dietrich et al., 2015). Eigene Erfahrungen zeigen zudem, dass Maßnahmen nur zögerlich und überwiegend von Pflegekräften mit gesundheitlichen Beschwerden in Anspruch genommen werden.
Um die anstehenden Herausforderungen zu bewältigen, muss das Arbeiten in der Pflege bis zur Rente möglich sein. Welche spezifischen Interventionen Pflegekräfte hierzu benötigen, ist bislang nicht erforscht, ebenso ob sich das Arbeitsbewältigungsverhalten der Zielgruppe auf ihren Interventionsbedarf auswirkt. Daher untersucht diese Studie zunächst wie die hohen Arbeitsanforderungen von der Zielgruppe bewältigt werden und wie sich dieses Verhalten auf Stressempfinden und Gesundheitszustand auswirkt. Zudem wird geprüft, ob in Abhängigkeit des Bewältigungsverhaltens ein anderer Interventionsbedarf besteht. Die Hypothesen lauten:

1. Ein gesundheitsförderliches Arbeitsbewältigungsverhalten geht mit einem niedrigerem Stressempfinden und einem besseren körperlichen und psychischen Gesundheitszustand einher.
2. In Abhängigkeit ihres Arbeitsbewältigungsmusters wünscht die Zielgruppe unterschiedliche Bewegungsinterventionen.

Methode

Studiendesign und Stichprobe

Die Daten entstammen einer im Rahmen des *ESF-Projekts Netzwerk Pflege 4.0* durchgeführten schriftlichen Befragung im Jahr 2017. Befragt wurden 177 Beschäftigte aus 14 kleinen- und mittelständischen stationären Pflegeeinrichtungen. Die Teilnahme war freiwillig. Die Stichprobe umfasst nur Beschäftigte, die pflegerische Tätigkeiten ausüben (N = 107), unabhängig ihrer Berufsausbildung. 92% der Befragten waren weiblich. Der Altersdurchschnitt lag bei 41.47 Jahren (SD = 12.35).

Fragebögen

Mittels standardisierter Fragebögen wurden Arbeitsbewältigungsverhalten, Stressempfinden, Gesundheitszustand und Interventionswünsche erhoben.
Anhand des Fragebogens zu arbeitsbezogenen Verhaltens- und Erlebensmustern (kurz: AVEM) von Schaarschmidt & Fischer (2008) wurde die Arbeitsbewältigung erfasst. Der AVEM beinhaltet 44 Items, die das Ausmaß der Ähnlichkeit zu vier Verhaltens- und Erlebensmustern bestimmen. Folgende Dimensionen sind jeweils charakteristisch: Muster G („Gesundheit") ist Ausdruck für ein gesundheitsförderliches Arbeitsverhältnis, mit deutlichen Ausprägungen in den Skalen beruflicher Ehrgeiz, Distanzierungsfähigkeit, Problembewältigung, innere Ruhe, Lebenszufriedenheit, Erfolgserleben im Beruf und soziale Unterstützung. Muster S („Schonung") steht für eine Schonungs- oder Schutztendenz gegenüber Anforderungen. Es ist gekennzeichnet durch geringe Ausprägungen in den Dimensionen Bedeutsamkeit der Arbeit, beruflicher Ehrgeiz und Verausgabungsbereitschaft verbunden mit einer starken Distanzierungsfähigkeit und einer guten Lebenszufriedenheit, innerer Ruhe und Ausgeglichenheit. Risikomuster A („Typ-A-Verhalten") charakterisiert starke Ausprägungen in der Bedeutsamkeit der Arbeit und der Verausgabungsbereitschaft bei geringer Distanzierungsfähigkeit, innerer Ruhe, Lebenszufriedenheit und sozialer Unterstützung. Risikomuster B („Burnout") steht für wenig beruflichen Ehrgeiz, Erfolgserleben und Bedeutsamkeit der Arbeit, kombiniert mit einer hohen Resignationstendenz bei eingeschränkter Distanzierungsfähigkeit und sozialer Unterstützung. Es zeigt niedrige Werte in der Problembewältigung, der Lebenszufriedenheit sowie der inneren Ruhe. Es bestehen Ähnlichkeiten zu Burnout-Symptomen.
Zur Erfassung des Stresserlebens wurde die 12-Item-Screening-Skala (SSCS) aus dem Trierer Inventar zum chronischen Stress verwendet (Schulz et al., 2004). Der Gesundheitszustand wurde mit dem SF-12 ermittelt. Dieser besteht aus 12 Items,

welche sich auf eine psychische und eine körperliche Summenskala aufteilen (Morfeld et al., 2011). Interventionswünsche konnten frei und in beliebiger Anzahl benannt werden. Als Hilfestellung waren Beispiele genannt. Die Fragebögen wurden gemäß den Vorgaben der Autoren ausgewertet. Die statistische Auswertung erfolgte mit IBM SPSS 24. Häufigkeitsanalysen der Interventionsbedarfe wurden mittels Chi^2-Tests berechnet. Für die Überprüfung der metrischen Daten wurden Varianzanalysen durchgeführt.

Ergebnisse

Arbeitsbezogene Verhaltens- und Erlebensmuster

Die meisten Pflegekräfte wurden am stärksten einem der beiden gesundheitsförderlichen arbeitsbezogenen Verhaltens- und Erlebensmuster zugeordnet. Am häufigsten in der Stichprobe vertreten war Muster S (38%), gefolgt von Muster G (26%). Die restlichen 36% wurden einem der beiden Risikomuster zugeordnet. 19% zeigten die größte Ähnlichkeit mit Risikomuster A und 17% mit Risikomuster B.

Stressempfinden

Der mittlere Wert für den erlebten Stress lag bei 18.15 (*SD* = 9.96). Die niedrigste Stressbelastung konnte bei Pflegekräften mit den Mustern G und S gefunden werden (Tab. 1). Personen mit Muster B wiesen die höchste Stressbelastung auf. Das Stressempfinden unterschied sich signifikant zwischen Pflegekräften mit gesundheitsförderlichen Mustern (G/S) und gesundheitsgefährdenden Mustern (A/B).

Tab. 1. *Vergleich der arbeitsbezogenen Verhaltens- und Erlebensmuster bezüglich chronischem Stress (TICS) und körperlicher und psychischer Gesundheit (SF-12): Mittelwert (Standardabweichung)*

	Muster G (n = 18)	Muster S (n = 29)	Risikomuster A (n = 14)	Risikomuster B (n = 12)	ANOVA	Post-hoc-Test Bonferroni
Chronischer Stress (TICS)	13.06 (7.64)	14.45 (8.55)	23.57 (7.92)	25.42 (9.99)	F = 8.787 df = 3/69 p = .000	G = S < A = B
Psychische Summenskala (SF-12)	51.49 (8.19)	48.28 (10.93)	45.45 (8.60)	37.29 (12.64)	F = 5.085 df = 3/68 p = .003	G = S > B (A = B, A = S, A = G)
Körperliche Summenskala (SF-12)	51.83 (6.49)	50.12 (8.61)	47.19 (9.13)	46.79 (8.12)	F = 1.372 df 3/68 p = .259	G = S = A = B

Körperliche und psychische Gesundheit

Der psychische Summenscore betrug 46.98 (SD = 10.55) und der körperliche Summenscore 48.92 (SD = 8.35). Pflegekräfte in den Risikomustern schätzten ihren körperlichen und psychischen Gesundheitszustand geringer ein, als Pflegekräfte mit Muster G oder S (Tab. 1). Signifikante Unterschiede im subjektiven Gesundheitsbefinden und der Zuordnung zu den Mustern konnten nur für den psychischen Gesundheitszustand ermittelt werden. Personen mit einem gesundheitsförderlichen Arbeitsbewältigungsverhalten (G/S) zeigten einen signifikant besseren psychischen Gesundheitszustand im Vergleich zu Personen mit Burnout-Bewältigungsverhalten.

Interventionswünsche

Insgesamt machten 48 Personen Angaben zu ihren Interventionswünschen. Rückenkräftigung wurde am häufigsten gewünscht (20%), gefolgt von Entspannungsübungen (18%), allgemeinen gesundheitsfördernden Aktivitäten (17%), Krafttraining (15%), Ausdauertraining (9,4%), Yoga (5,7%), Zumba, Pilates, Massage, Fitness- und Faszientraining (je < 5%). In der Häufigkeitsverteilung zwischen den Bewältigungsmustern und den Interventionswünschen zeigten sich keine Abhängigkeiten (χ^2 (33, n = 48) = 23.87, p = .878).

Diskussion

Zur Entwicklung bedarfsorientierter Bewegungsinterventionen wurde zunächst untersucht, wie Altenpflegekräfte die an sie gestellten Arbeitsanforderungen bewältigen und wie sich ihr Bewältigungsverhalten auf das Stressempfinden und den Gesundheitszustand auswirkt. Knapp zwei Drittel weisen ein gesundheitsförderliches Verhalten- und Erleben gegenüber ihren Arbeitsanforderungen auf. Am häufigsten zeigte sich ein Muster S-Verhalten und Erleben. Diese Arbeitsbewältigung ist auch unter deutschen Intensivkrankenpflegekräften (Goetz et al., 2012) sowie deutschen und österreichischen Pflegekräften am häufigsten ausgeprägt (Fischer, 2006). Die hohe Distanzierungsfähigkeit ist im Pflegealltag von Vorteil, um sich von belastenden Arbeitsereignissen abzugrenzen. Nachteilig sind die geringe Verausgabungsbereitschaft sowie der fehlende berufliche Ehrgeiz und die damit einhergehende Schon- und Schutzhaltung bei Überforderungen durch beispielsweise ungünstige Arbeitsbedingungen (Schaarschmidt & Fischer, 2008). Dass über ein Drittel der Befragten ein gesundheitsgefährdendes Arbeitsbewältigungsverhalten zeigte, ist kritisch zu betrachten, zumal dies mit einem höheren Stressempfinden einhergeht. Pflegekräfte mit Burnout-Bewältigungsmuster bewerteten zudem ihren psychischen Gesundheitszustand signifikant schlechter. Eine Befragung von Psychotherapeuten in der Ausbildung stützt die Erkenntnisse (Grundmann et al., 2013). Personen mit gesundheitsgefährdendem Bewältigungsmustern weisen starke Ausprägungen in der Bedeutsamkeit der Arbeit auf. Um die Pflegebedürftigen ausreichend zu versorgen, sind diese Personen zu einer hohen Verausgabung bereit. In Kombination mit der geringen Distanzierungsfähigkeit und der geringen sozialen Unterstützung ist dies problematisch, da wichtige Ressourcen zur Erholung und Regeneration fehlen. Interventionen zur Entwicklung von Unterstützungsstrukturen im beruflichen Umfeld, zum Erlernen von Strategien zur Distanzierung und zur Vermeidung von Überforderung in Kombination mit einem Belastungsausgleich durch Entspannung und Bewegung könnten Beschäftigte bei der Arbeitsbewältigung unterstützen (Schaarschmidt & Fischer, 2008).

Weiterhin wurde untersucht, welche Bewegungsinterventionen die Pflegekräfte wünschen und ob sich die Nachfrage bezüglich der Arbeitsbewältigung unterscheiden. Der häufige Wunsch nach Entspannungsübungen verdeutlicht, wie wichtig ein Ausgleich ist. Bezogen auf die Bewältigungsmuster zeigten sich in der Interventionsnachfrage keine Unterschiede. Doch auch wenn Personen mit gesundheitsgefährdenden Bewältigungsmustern keine anderen Interventionen wünschen, müssen ihnen Kompetenzen und Strategien vermittelt werden, um ihr Stressempfinden zu reduzieren und ihre psychische Gesundheit zu stärken. Multimodale Interventionen, die Bewegung mit einer Kompetenzerweiterung verknüpfen, könnten ein wichtiger Ansatz sein. Tveito und Eriksen (2009) kombinierten in einer neunmonatigen Intervention Aerobic Dancing mit Stressmanagementtraining, Gesundheitsinformationen und einem Arbeitsplatzbesuch. Die Intervention zeigte subjektive Effekte, so fühlten sich die teilnehmenden Altenpflegekräfte insgesamt fitter sowie gestärkter im Umgang mit Stressmanagement und im Erhalten ihrer Gesundheit.

Weitere Faktoren, die das Stressempfinden beeinflussen könnten, wie beispielsweise Pflegeerfahrung oder ein sicheres Anstellungsverhältnis, wurden in dieser Studie nicht berücksichtig. In zukünftigen Studien sollte daher untersucht werden, welche Ressourcen Pflegekräfte besitzen, die sich positiv auf das Stresserleben auswirken und welche Stressoren eliminiert werden müssen. Für die Entwicklung von Interventionsmaßnahmen gilt es zudem, die Besonderheiten der Bewältigungsmuster mit den Interventionswünschen zu verknüpfen. Es müssend multimodale Interventionen entwickelt werden, die ein gesundheitsförderliches Verhalten und Erleben arbeitsbezogener Anforderungen fördern und ein gesundes Arbeiten bis zur Rente ermöglichen.

Literatur

Avila-Palencia, I., Nazelle, A. de, Cole-Hunter, T., Donaire-Gonzalez, D., Jerrett, M., Rodriguez, D. A. et al. (2017). The relationship between bicycle commuting and perceived stress: a cross-sectional study. *BMJ open, 7*(6), e013542.

Bize, R., Johnson, J. A., & Plotnikoff, R. C. (2007). Physical activity level and health-related quality of life in the general adult population: a systematic review. *Preventive medicine, 45*(6), 401-415.

Brown, H. E., Gilson, N. D., Burton, N. W., & Brown, W. J. (2011). Does physical activity impact on presenteeism and other indicators of workplace well-being? *Sports medicine, 41*(3), 249-262.

Cameron, F. & Brownie, S. (2010). Enhancing resilience in registered aged care nurses. *Australasian journal on ageing, 29*(2), 66-71.

Cope, V. C., Jones, B., & Hendricks, J. (2016). Residential aged care nurses: portraits of resilience. *Contemporary nurse, 52*(6), 736-752.

Dietrich, U., Rößler, M., Bellmann, M., & Kirch, W. (2015). Betriebliches Gesundheitsmanagement in der Altenpflege. *Prävention und Gesundheitsförderung, 10*(1), 3-10.

Drupp, M. & Meyer, M. (2020). Belastungen und Arbeitsbedingungen bei Pflegeberufen – Arbeitsunfähigkeitsdaten und ihre Nutzung im Rahmen eines Betrieblichen Gesundheitsmanagements. In K. Jacobs, A. Kuhlmey, S. Greß, J. Klauber & A. Schwinger (Hrsg.), *Pflege-Report 2019.* Berlin, Heidelberg: Springer Berlin Heidelberg.

Fischer, A. W. (2006). *Beanspruchungsmuster im Pflegeberuf: eine Studie an österreichischem Pflegepersonal im Schnittpunkt von persönlichkeits-, gesundheits- und arbeitspsychologischem Herangehen.* Dissertation, Universität Potsdam. Potsdam.

Goetz, K., Beutel, S., Mueller, G., Trierweiler-Hauke, B., & Mahler, C. (2012). Work-related behaviour and experience patterns of nurses. *International nursing review, 59*(1), 88-93.

Grundmann, J., Sude, K., Löwe, B., & Wingenfeld, K. (2013). Arbeitsbezogene Stressbelastung und psychische Gesundheit: Eine Befragung von Psychotherapeutinnen und -therapeuten in Ausbildung. *Psychotherapie, Psychosomatik, medizinische Psychologie, 63*(3-4), 145-149.

Hasselhorn, H. M., Tackenberg, P., & Müller, B. H. (2003). Vorzeitiger Berufsausstieg aus der Pflege in Deutschland als zunehmendes Problem für den Gesundheitsdienst -- eine Übersichtsarbeit. *Gesundheitswesen, 65*(1), 40-46.

Hasson, H. & Arnetz, J. E. (2008). Nursing staff competence, work strain, stress and satisfaction in elderly care: a comparison of home-based care and nursing homes. *Journal of clinical nursing, 17*(4), 468-481.

Josefsson, K., Sonde, L., Winblad, B. & Robins Wahlin, T.-B. (2007). Work situation of registered nurses in municipal elderly care in Sweden: a questionnaire survey. *International journal of nursing studies, 44*(1), 71-82.

Kliner, K., Rennert, D. & Richter, M. (Hrsg.). (2017). *Gesundheit und Arbeit – Blickpunkt Gesundheitswesen. BKK Gesundheitsatlas 2017*. Berlin: MWV Medizinisch Wissenschaftliche Verlagsgesellschaft.

Morfeld, I., Kirchberger, M. & Bullinger, M. (2011). *SF-36. Fragebogen zum Gesundheitszustand. Manual* (2., ergänzte und überarbeitete Auflage). Göttingen: Hogrefe-Verlag GmbH & Co. KG.

Nienhaus, A., Westermann, C. & Kuhnert, S. (2012). Burn-out bei Beschäftigten in der stationären Altenpflege und in der Geriatrie. Ein Review zur Prävalenz. *Bundesgesundheitsblatt, Gesundheitsforschung, Gesundheitsschutz, 55*(2), 211-222.

Pitfield, C., Shahriyarmolki, K. & Livingston, G. (2011). A systematic review of stress in staff caring for people with dementia living in 24-hour care settings. *International psychogeriatrics, 23*(1), 4-9.

Schaarschmidt, U. & Fischer, A. W. (2008). *Arbeitsbezogenes Verhaltens. und Erlebensmuster. Manual* (3., überarbeitete und erweiterte Auflage). Frankfurt am Main: Pearson Assessment & Information GmbH.

Schulz, P., Schotz, W. & Becker, P. (2004). *Trierer Inventar zum chronischen Stress. Manual*. Göttingen: Hogrefe-Verlag GmbH und Co. KG.

Tveito, T. H. & Eriksen, H. R. (2009). Integrated health programme: a workplace randomized controlled trial. *Journal of advanced nursing, 65*(1), 110-119.

Ulusoy, N., Wirth, T., Lincke, H.-J., Nienhaus, A. & Schablon, A. (2018). Psychosoziale Belastungen und Beanspruchungen in der Altenpflege: Vergleich zwischen Pflegekräften mit und ohne Migrationshintergrund. *Zeitschrift für Gerontologie und Geriatrie, 52*(6), 589-597.

Zimber, A. (1998). Beanspruchung und Stress in der Altenpflege: Forschungsstand und Forschungsperspektiven. *Zeitschrift für Gerontologie und Geriatrie, 31*(6), 417-425.

ANN-KATHRIN OTTO & BETTINA WOLLESEN

Evaluation eines Präventionsprogramms zur Vermeidung und Reduktion muskuloskelettaler Erkrankungen bei Pflegekräften

Einleitung

Im Jahr 2017 waren ca. 1,6 Millionen Menschen in Deutschland pflegebedürftig, von denen etwa 820.000 Menschen in stationären Pflegeeinrichtungen lebten (Statistisches Bundesamt, 2017). Betreuende Pflegekräfte berichten über steigende Arbeitsbelastungen, Unzufriedenheit sowie hohe physische und psychische Belastungen, die aus der Zunahme multimorbider Pflegebedürftiger als auch dem viel diskutierten Fachkräftemangel resultieren (Lorusso et al., 2007). Zudem ist ihr Risiko für Rückenbeschwerden als Folge psychosozialer Arbeitsbelastungen erhöht (Dawson et al., 2007). Auch führen häufig durchgeführte Bewohner/innen-Transfers unter Zeitdruck in ungünstigen Körperpositionen zu Rückenschmerzen (Davis und Kotowski, 2015). Zur Reduktion von Rückenbeschwerden werden Präventionsprogramme mit einem Fokus auf die Ergonomie benötigt, die ein belastungsverträgliches Arbeitsverhalten initiieren (Kreis und Bödeker, 2003; Wollesen et al., 2016). Derartige Interventionen sind für die Pflege bisher selten umgesetzt (Ewert et al., 2009; Rasmussen et al., 2017; Jensen et al., 2006). So untersuchten beispielsweise Ewert et al. (2009) in einer randomisiert kontrollierten Studie die Effekte eines multimodalen Programms, welches Einheiten zum Stressmanagement, Stabilisationsübungen und ein Ergonomietraining kombinierte, im Vergleich zu einem Krafttraining. Sie beobachteten hinsichtlich der Schmerzreduktion im unteren Rücken geringe bis mittlere Effekte. Auch Jensen et al. (2006) führten eine randomisiert kontrollierte Studie durch und untersuchten jeweils den Einfluss eines Ergonomietrainings und eines Stressmanagementtrainings, im Vergleich zu einer Kontrollgruppe und fanden keinen Einfluss auf die Rückenschmerzen.
Es fehlt allem voran an Evidenz durch qualitativ hochwertige randomisiert kontrollierte Studien (van Hoof et al., 2018). Somit war das Ziel dieser randomisiert kontrollierten Studie zu prüfen, ob eine Ergonomie- und Haltungsschulung (BASE-Programm, (Wollesen et al., 2016)) eine Veränderung des Bewegungsverhaltens und somit eine Reduktion der Rückenbeschwerden erzeugt.

Methode

Studiendesign

Die randomisiert kontrollierte Studie verglich eine gruppenbasierte Ergonomie- und Haltungsschulung mit einer Wartezeit-Kontrollgruppe. Sie wurde von der lokalen Ethikkommission der Universität Hamburg (AZ: 2018_168) genehmigt sowie im Deutschen Register Klinischer Studien (DRKS) unter der Nummer DRKS00015249 registriert. Die Teilnahme an der Studie war freiwillig und folgte den ethischen Standards der Deklaration von Helsinki sowie den WHO Guidelines for Good Clinical Practice (GCP).

Stichprobe

62 Proband/innen wurden in vier Pflegeeinrichtungen in Hamburg und Bremen, im Zeitraum von Januar bis Dezember 2018 rekrutiert. Die Stichprobenkalkulation erfolgte mittels G*Power Version 3.1.9.2 (Faul et al., 2009) (repeated measures, within-between interaction; $f = 0{,}25$; $\alpha = 0{,}05$; $1-\beta = 0{,}95$). Eingeschlossen wurden examinierte Pflegekräfte und Pflegehelfer/innen. Ausgeschlossen wurden Proband/innen mit akuten Verletzungen oder chronischen Erkrankungen des Rückens. Nach schriftlichem Einverständnis erfolgte die Zuordnung der Proband/innen per Losverfahren, durch die verantwortliche Studienleitung, in die Interventions- oder Wartezeit-Kontrollgruppe. Abbildung 1 stellt den Ablauf der Studie dar.

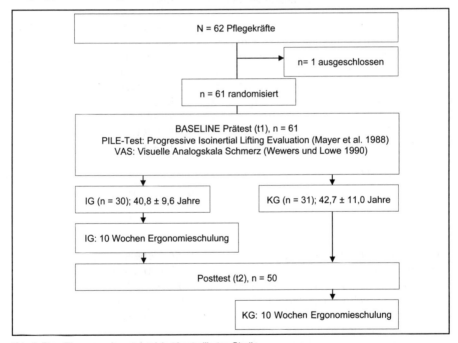

Abb. 1. Flow-Diagramm der randomisiert kontrollierten Studie.

Insgesamt gab es 11 Drop-outs (n = 7 aus der Interventionsgruppe; n = 4 aus der Kontrollgruppe; Ursachen: Krankheit, Urlaub, Schwangerschaft und Schichtwechsel). Tabelle 1 gibt einen Überblick über die teilnehmenden Pflegekräfte (n = 50).

Tab. 1. Anthropometrische Daten der Probanden

Probanden	Alter [Jahre]	Körpergröße [cm]	Körpermasse [kg]
Interventionsgruppe (n = 23)	39,4 ± 10,0	166,4 ± 7,2	76,4 ± 15,7
Kontrollgruppe (n = 27)	41,6 ± 11,4	165,8 ± 7,1	77,7 ± 18,6

Intervention

Die Ergonomie- und Haltungsschulung umfasste eine Dauer von 10 Wochen und fand einmal wöchentlich für 20-30 Minuten in den Pflegeeinrichtungen statt (Wollesen et al., 2016). Sie beinhaltete ein Techniktraining (belastungsverträglicher Umgang mit Arbeitsanforderungen) und gliederte sich in folgende Abschnitte:

- Übungen zur Bewegungs- und Körperwahrnehmung im Arbeitsprozess,
- Reflektion des eigenen Bewegungs- und Arbeitsverhaltens,
- Anleitungen zu Bewegungsoptimierungen,
- Anleitungen zu selbstständigen Ausgleichsübungen und
- Maßnahmen der persönlichen Gesundheitsförderung.

Jede Einheit beinhaltete einen Schwerpunkt zu den vorher ermittelten Arbeitsbelastungen, z. B. eigene Körperhaltung beim Bewohner/innentransfer. Dabei wurden Bewegungsaufgaben (so genannte AHA-Erlebnisse) gemeinsam mit der Kursleitung reflektiert, der Arbeitssituation entsprechend angepasst und erneut erprobt. Die Bewegungsaufgaben bestanden aus den Komponenten: Körperbewusstsein, Erkennen von dysfunktionalen Alltagsbewegungen sowie die Reflektion des eigenen Arbeitsverhaltens. Das Ziel war es, die Proband/innen zu sensibilisieren, damit sie im Anschluss selbstständig und eigenverantwortlich Gefahrenpotentiale durch dysfunktionales Alltagsverhalten erkennen und beeinflussen können.

Messinstrumente

Folgende Messverfahren wurden zu Beginn der Studie (Prätest, t1) sowie nach 10 Wochen (Posttest, t2) angewendet:

PILE-Test

Der PILE-Tests für die Lendenwirbelsäule erfasste die Hebeleistung der Proband/innen inklusive der psychophysischen Ermüdung von Rumpf und Extremitäten (Mayer et al., 1988). Die Proband/innen hoben dabei ein Gewicht, welches sich in einer Kiste befand, wiederholt vom Boden auf Höhe des Trochanter majors an und stellten es auf einem Pflegebett ab. Das Gewicht wurde dabei nach einem Intervall von vier Hebeversuchen, innerhalb von maximal 20 Sekunden, um 2,5 kg gesteigert. Abbruchkriterien waren: Erreichen von 85% der maximalen Herzfrequenz, Lastgewicht über 50% des Körpergewichts, Überschreiten des 20 Sekunden Intervalls, muskuläre Erschöpfung, Brustwirbelsäulen-Hyperkyphose oder Lendenwirbelsäule-Kyphose, Aktivierung zusätzlicher Muskulatur oder Schmerzen.

Visuelle Analogskala Schmerz (VAS)

Die VAS maß das subjektive Empfinden der Schmerzintensität im Rücken mittels graphischer Repräsentation (Wewers und Lowe, 1990).

Statistische Analysen

Die statistische Auswertung umfasste Häufigkeitsanalysen (Chi^2-Tests) und zweifaktorielle ANOVAs mit Messwiederholung (Gruppe*Faktor) mittels SPSS Version 23 (IBM SPSS Statistics for Windows, Amonk, NY).

Ergebnisse

Abbildung 2 zeigt die Ergebnisse des PILE-Tests von t1 zu t2.

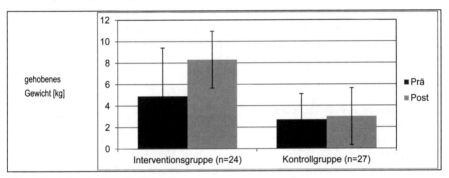

Abb. 2. Ergebnisse des PILE-Tests.

Die Interventionsgruppe bewegte nach der Intervention signifikant größere Lasten ($F_{(1,49)}$ = 17,429, p < 0,001, eta^2 = 0,262) (Abb. 2). Hierbei verringerten sich Abbrüche aufgrund einer BWS-Hyperkyphose, Schmerzen und Aktivierung zusätzlicher Muskulatur (Abb. 3). Die Abbrüche erfolgten durch muskuläre Erschöpfung, Überschreitung des 20 Sekunden Intervalls sowie Erreichen von 85% der maximalen Herzfrequenz.

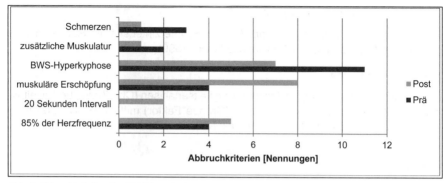

Abb. 3. Abbruchkriterien des PILE-Tests in der Interventionsgruppe.

Der Schmerz auf der VAS verringerte sich in der Interventionsgruppe von 1,5 ± 1,9 auf 1,3 ± 2,0 und stieg in der Wartezeit-Kontrollgruppe von 1,6 ± 2,3 auf 1,9 ± 2,7 an. Ein signifikanter Unterschied konnte nicht herausgestellt werden.

Diskussion

Ziel der Studie war es, zu überprüfen, ob eine Ergonomie- und Haltungsschulung eine Veränderung des Bewegungsverhaltens und eine Reduktion der Rückenbeschwerden bei Pflegekräften erzeugt.

Die Ergebnisse zeigen eine signifikant erhöhte Hebeleistung der Interventionsgruppe. Zudem reduzierten sich die Abbrüche während des PILE-Tests insbesondere aufgrund einer BWS-Hyperkyphose, was analog zu Wollesen et al. (2016) auf eine Verbesserung der Hebequalität hindeutet. Positive Effekte auf die Schmerzsituation konnten analog zu Ewert et al. (2009) und Jensen et al. (2006) im Rahmen der Intervention jedoch nicht nachgewiesen werden. Aufgrund der vielfältigen Einflussfaktoren der Arbeit auf den Bewegungsapparat, reicht eine isolierte Ergonomieschulung vermutlich nicht aus, um die Beschwerden zu reduzieren. Darüber hinaus könnten der berufsbedingte Zeitdruck und die hohen Stressbelastungen zusätzlich die eigene Körperwahrnehmung überdecken. Auch der Interventionszeitraum von 10 Wochen könnte einen Einfluss gehabt und einen zu kurzen Zeitraum umfasst haben. Zudem könnte der Trainingsumfang von 20-30 Minuten pro Woche ein limitierender Faktor sein. Rasmussen et al. (2017) fanden heraus, dass neben den biomechanischen arbeitsbedingten Risikofaktoren für Rückenbeschwerden wie z. B. das Heben in ungünstigen Körperpositionen, auch die organisatorischen und psychosozialen Risikofaktoren eine bedeutsame Rolle spielen. In der vorliegenden Studie wurden die Organisation des Arbeitsplatzes und auch der Transfer der Schulungsinhalte in den Arbeitsalltag berücksichtigt. Die Ergebnisse lassen darauf schließen, dass der mehrdimensionale Handlungsansatz der Verhältnis- und Verhaltensprävention einen wichtigen Kernpunkt zur Verbesserung des Bewegungsverhaltens von Pflegekräften darstellt, um eine Reduzierung der Belastungen zu erzielen. Zudem konnte in der

Literatur bereits belegt werden, dass die Kombination aus einer Ergonomieschulung und Krafttraining positive Effekte erzielen kann (van Hoof et al., 2018). Der mehrdimensionale Handlungsansatz der Schulung der vorliegenden Studie und auch der Ausbau der physischen Ressourcen sollte in zukünftigen Studien adressiert werden, um den komplexen Belastungen der Pflegekräfte und damit auch dem zunehmenden Fachkräftemangel entgegenzuwirken (van Hoof et al., 2018).

Literatur

Davis, K. G., & Kotowski, S. E. (2015). Prevalence of Musculoskeletal Disorders for Nurses in Hospitals, Long-Term Care Facilities, and Home Health Care: A Comprehensive Review. *Human factors, 57*(5), 754–792. doi: 10.1177/0018720815581933.

Dawson, A. P., McLennan, S. N., Schiller, S. D., Jull, G. A., Hodges, P. W., & Stewart, S. (2007). Interventions to prevent back pain and back injury in nurses: a systematic review. *Occupational and environmental medicine, 64*(10), 642–650. doi: 10.1136/oem.2006.030643.

Ewert, T., Limm, H., Wessels, T., Rackwitz, B., Garnier, K. von, Freumuth, R., & Stucki, G. (2009): The comparative effectiveness of a multimodal program versus exercise alone for the secondary prevention of chronic low back pain and disability. *PM & R: the journal of injury, function, and rehabilitation, 1*(9), 798–808. doi: 10.1016/j.pmrj.2009.07.006.

Faul, F., Erdfelder, E., Buchner, A., & Lang, A.-G. (2009). Statistical power analyses using G*Power 3.1: tests for correlation and regression analyses. *Behavior research methods, 41*(4), 1149–1160. doi: 10.3758/BRM.41.4.1149.

Jensen, L. D., Gonge, H., Jørs, E., Ryom, P., Foldspang, A., Christensen, M. et al. (2006). Prevention of low back pain in female eldercare workers: randomized controlled work site trial. *Spine, 31*(16), 1761–1769. doi: 10.1097/01.brs.0000227326.35149.38.

Kreis, J. & Bödeker, W. (2003). *Gesundheitlicher und ökonomischer Nutzen betrieblicher Gesundheitsförderung und Prävention. Zusammenstellung der wissenschaftlichen Evidenz* (1. Auflage). BKK Bundesverband. Zugriff am 15.04.2019 unter https://www.dguv.de/medien/inhalt/praevention/praev_lohnt_sich/wirtschaftlichkeit/wirtschaftlichkeit_volkswirtschaft/igarep -03.pdf.

Lorusso, A., Bruno, S., & L'Abbate, N. (2007). A review of low back pain and musculoskeletal disorders among Italian nursing personnel. *Industrial health, 45*(5), 637–644. doi: 10.2486/indhealth.45.637.

Mayer, T. G., Barnes, D., Nichols, G., Kishino, N. D., Coval, K., Piel, B. et al. (1988). Progressive isoinertial lifting evaluation. II. A comparison with isokinetic lifting in a disabled chronic lowback pain industrial population. *Spine, 13*(9), 998–1002.

Rasmussen, C. D. N., Lindberg, N. K., Ravn, M. H., Jørgensen, M. B., Søgaard, K., & Holtermann, A. (2017). Processes, barriers and facilitators to implementation of a participatory ergonomics program among eldercare workers. *Applied ergonomics* 58, 491–499. doi: 10.1016/j.apergo. 2016.08.009.

Statistisches Bundesamt (2017). Pflegebedürftige nach Versorgungsart, Geschlecht und Pflegestufe 2017. Zugriff am 23.11.2019 unter https://www.destatis.de/DE/ZahlenFakten/Gesellschaft Staat/Gesundheit/Pflege/Tabellen/PflegebeduerftigePflegestufe.html.

Van Hoof, W., O'Sullivan, K., O'Keeffe, M., Verschueren, S., O'Sullivan, P., & Dankaerts, W. (2018). The efficacy of interventions for low back pain in nurses: A systematic review. *International journal of nursing studies, 77*, 222–231. doi: 10.1016/j.ijnurstu.2017.10.015.

Wewers, M. E., & Lowe, N. K. (1990). A critical review of visual analogue scales in the measurement of clinical phenomena. *Res. Nurs. Health, 13*(4), 227–236. doi: 10.1002/nur.4770130405.

Wollesen, B., Menzel, J., Lex, H., & Mattes, K. (2016). The BASE-Program-A Multidimensional Approach for Health Promotion in Companies. *Healthcare (Basel, Switzerland), 4*(4). doi: 10.3390/healthcare4040091.

LAURA L. BISCHOFF, ANN-KATHRIN OTTO, CAROLIN GUTSCH & BETTINA WOLLESEN

Bewegungsinterventionen zur Reduktion von Stress bei Gesundheitsfachpersonal – ein systematisches Review

Einleitung

Stress sowie dessen vielfältigen Implikationen auf die Gesundheit sind derzeit Gegenstand zahlreicher wissenschaftlicher sowie gesundheitspolitischer Debatten. So zeigen diverse Studien, dass Stress zur Entstehung chronischer Erkrankungen wie Herzkreislauferkrankungen (KHK), chronisch-entzündlicher Darmerkrankungen (CED) und psychischer Folgeerkrankungen wie Burnout und Depression beiträgt (Bhatia & Tandon, 2005; Steptoe & Kivimäki, 2013; Landsbergis et al., 2013; Stansfeld & Candy, 2006). Im Vergleich unterschiedlicher Berufsgruppen weist das Personal im Gesundheitssektor besonders hohe psychosoziale Belastungen auf (Fiabane et al., 2013; Khamisa et al., 2016). Diese resultieren aus Stressoren, wie hohe Arbeitsdichte, Zeitdruck, Führungsstil, emotionale Beanspruchung, Rollenkonflikte, Ambiguität, Teamkonflikte, geringer Einfluss, mangelnde Wertschätzung, zunehmende Verantwortung für Patienten und Bürokratie sowie Schichtarbeit, die charakteristisch im Berufsalltag des Gesundheitsfachpersonals sind (McVicar, 2003; Bernburg et al., 2016). Darüber hinaus stellen der Fachkräftemangel, der demographische Wandel sowie die zunehmende Digitalisierung auch den Gesundheitssektor vor neue Herausforderungen (Wübker, 2018). Vor diesem Hintergrund sind präventive Maßnahmen zur Reduktion von Stress von besonderer Relevanz (Poghosyan et al., 2010). Während auf gesundheitspolitischer Ebene derzeit auch verhältnispräventive Maßnahmen forciert werden, nimmt die bewegungs- und gesundheitswissenschaftliche Interventionsforschung hauptsächlich verhaltenspräventive Maßnahmen in den Fokus. So wird regelmäßiger körperlicher Aktivität eine stressdämpfende Wirkung zugeschrieben (Gerber, 2008; Hackney, 2006). Gerber und Pühse (2009) diskutieren in ihrem Review verschiedene potentielle Wirkmechanismen, über die körperliche Aktivität Einfluss auf Stress und Gesundheit nehmen könnte. Dabei geht die auf Selye (1981) zurückzuführende Cross-Stressor-Adaptation Hypothese davon aus, dass regelmäßige körperliche Aktivität durch eine physiologische Adaptation die Reizschwelle zur Auslösung einer Stressreaktion verändern kann und im Sinne einer Habituation zu einer effizienteren Hormonausschüttung unter (psychischer) Belastung führt. Diese Adaption der Stressreaktivität ist bisher vor allem durch Ausdauertraining bei Studierenden und Büroangestellten nachgewiesen worden (Haaren et al., 2015; Klaperski et al., 2014). Andererseits sind auch moderierende und mediierende Wirkmechanismen von Bewegung über die Kultivierung oder Sicherung von persönlichen und sozialen Ressourcen und damit verbundener Resilienz in potentiellen Stresssituationen denkbar (Gerber & Pühse, 2009).

Das Potential von Bewegungsinterventionen für die besonders belastete Berufsgruppe im Gesundheitssektor wird bisher, auch in Hinblick auf den Fachkräftemangel, wenig genutzt. Ziel dieser systematischen Literaturübersicht ist es daher, den Effekt von Bewegungsinterventionen auf Stress bei Gesundheitsfachpersonal zu untersuchen.

Methode

Unter Berücksichtigung der PRISMA-Kriterien erfolgte eine systematische Suche nach englisch- und deutschsprachigen Studien in den Datenbanken PsycINFO, Medline und CINHAL. Entsprechend der jeweiligen Spezifika der Datenbanken wurde eine Kombination der englischen Synonyme der Such- und Schlagwörter „health personnel", „physical activity" und „stress" verwendet. Es wurden längsschnittliche Studien berücksichtigt, die den Effekt von Bewegungsinterventionen auf Stress aller Berufsgruppen, die an der medizinischen Versorgung von Menschen beteiligt sind, untersuchten. Hierbei wurde der Endpunkt Stress konzeptionell breit gefasst und alle Studien eingeschlossen, die objektiv oder subjektiv psychische Beanspruchung messen. Ausgeschlossen wurden Studien, die Bewegung als Bestandteil einer Multikomponentenintervention untersuchten. Im Anschluss wurde die Studienqualität anhand der Cochrane Skala von Furlan et al. (2015) ermittelt, die um Items zur Beschreibung von Inhalt, Dauer und Intensität der Intervention ergänzt wurde. Die Analyse der Studien in Bezug auf die Einschlusskriterien sowie der Qualitätskriterien wurde unabhängig voneinander durch die Erst- und Zweitautorin vorgenommen. Die Suche erfolgte im Februar 2018 und wurde im März 2019 wiederholt.

Ergebnisse

Die systematische Literaturrecherche ergab eine Gesamttrefferzahl von 1257 Studien (n = 90 Studien in PsycINFO, n = 458 in Medline und n = 709 Studien in CINAHL). N = 9 Studien wurden eingeschlossen (siehe Abb. 1).

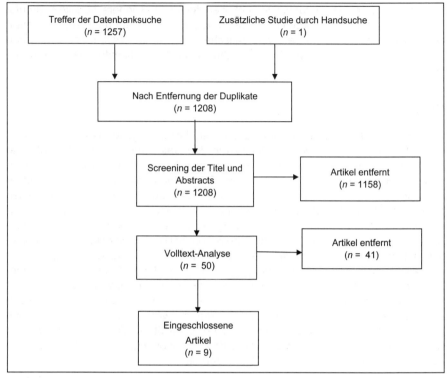

Abb. 1. Flow-Diagramm der systematischen Suchstrategie.

Die eingeschlossenen Studien untersuchten Yoga (n = 4), Ganzkörper-Trainingsprogramme (n = 3), Qigong (n = 1) und Tai Chi (n = 1). Diese wurden vornehmlich auf den stressreduzierenden Effekt bei Pflegekräften (in Krankenhäusern, der häuslichen Pflege und in der Altenpflege) evaluiert. Alle Studien verwendeten subjektive Instrumente in Form von unterschiedlichen Fragebögen zur Erfassung von Stress. Lin et al. (2015) nutzten zusätzlich die Herzraten-Variabilität (HRV) als objektiven Stressparameter. Die Ergebnisse deuten auf einen stressreduzierenden Effekt von Yoga und Qigong hin, während konventionelle Trainingsprogramme und Tai Chi keine signifikanten Effekte zeigten (siehe Tab. 1).

Tab. 1. Ergebnisse der inkludierten Interventionsstudien zum Effekt von körperlicher Aktivität auf Stress bei Gesundheitsfachpersonal

Studie	Berufsgruppe, N, Geschlecht (% w), Alter (M, SD)	Studiendesign	Intervention (Dauer, Frequenz, Intensität)	Messinstrument	Ergebnis
Alexander et al., 2015	Krankenpflege, N = 40, 97,5% w, 46,38 ± n. a.	RCT	Yoga (8 Wochen, n. a.)	Maslach Burnout Inventory (MBI)	↑ IG signifikant niedriger im Vergleich zur KG nach Intervention
Anderson et al., 2017	examinierte Pflege psychiatrische Abteilung, N = 9, 100% w, n. a.	Pilot Pre-Post	Yoga (6 Wochen, 1 x Woche, 1,5 Stunden, n. a.)	Selbstentwickelter Fragebogen zum erlebten Stresslevel	↓keine signifikante Stressreduktion nach Intervention
Fang & Li, 2015	Krankenpflege, N = 120, 100% w, n. a.	RCT	Yoga (n.a., > 2 x Woche, 50-60 Minuten, n.a.)	Questionnaire on Medical Worker's Stress (QMWS)	↑ IG signifikant niedriger im Vergleich zur KG nach Intervention
Freitas et al., 2014	Krankenpflege, N = 21, 95,2% w, 37,4 ± 9,1	Pre-Post	WPA (3 Monate, 5 x Woche, 10 Minuten, n.a.)	Maslach Burnout Inventory (MBI)	↓ keine signifikante Stressreduktion nach Intervention
Gerdle et al., 1995	Häusliche Pflege, N = 97, 100% w, 41 ± n. a.	RCT	WPA (1 Jahr, 2 x Woche, 1 Stunde, moderat)	Selbstentwickelter Fragebogen	↓ keine signifikanten Unterschiede zwischen IG und KG nach Intervention
Griffith et al., 2008	Mitarbeitende Denver Veteranen Klinik, N = 50, 78% w, 51 ± 9,5	RCT	Qigong (6 Wochen, 2x Woche, 1 Stunde, niedrig)	Perceived Stress Scale (PSS)	↑ IG signifikant niedriger im Vergleich zur KG nach Intervention
Horneij et al., 2001	Pflegehelfer in der Altenpflege, N = 282, 100% w, 44 ± n. a.	RCT	Selbstständiges, individualisiertes Training (n. a., > 2 x Woche, n. a.)	Perceived work-related psychosocial factors von Rubenowitz	↓ keine signifikante Unterschiede zwischen IG und KG nach Intervention
Lin et al., 2015	Psychosoziale Gesundheitsfachkräfte, N = 60, 80% w, 30,9 ± 7,2	RCT	Yoga (12 Wochen, 1x Woche, 1 Stunde, n. a.)	Work-Related Stress Scale, Stress Adaptation Scale, Heart Rate Variability (HRV)	↑↓ IG signifikant niedriger im Vergleich zur KG nach Intervention im WRSS und SAS, keine signifikanten Unterschiede in HRV
Palumbo et al., 2012	Krankenpflege Ü49, N = 14,100% w, n. a.	RCT	Tai-Chi (15 Wochen, 1 x Woche, 45 Minuten + 10 Min selbstständig, n. a.)	Nursing Stress Scale (NSS), Perceived Stress Scale (PSS)	↓ keine signifikanten Unterschiede zwischen IG und KG nach Intervention

Die Bewertung der Qualität der Studien erfolgte anhand der Cochrane Skala von Furlan et al. (2015) unabhängig voneinander durch die Erst- und Zweitautorin mit einer Interraterreliabilität von K = 0.92. Die Studien wiesen mögliche Performance und Attrition Bias durch unzureichende Beschreibung oder nicht vorhandener Verblindung und zu hoher Drop-Out- sowie Adhärenzquoten auf. Darüber hinaus fehlten Beschreibungen der Intensitäten und Dauer der Bewegungsprogramme. So wurde keine der Studien als qualitativ hoch bewertet (siehe Tab. 2).

Tab. 2. *Qualitätsbewertung der Studien nach Furlan et al. (2015)*

Studie	Gesamt (max. 14 Punkte)	Gründe für mögliche Verzerrungen
Alexander et al., 2015	3	fehlende Verblindung, keine adäquate Beschreibung d. Drop-Out-Quote und keine adäquate Beschreibung d. Intervention
Anderson et al., 2017	1	kein RCT, fehlende Verblindung und keine adäquate Beschreibung d. Intervention, kleine Stichprobe (N = 9)
Fang & Li, 2015	5	fehlende Verblindung und keine adäquate Beschreibung d. Intervention
Freitas et al., 2014	3	kein RCT, fehlende Verblindung und keine adäquate Beschreibung d. Intervention
Gerdle et al., 1995	3	fehlende Verblindung, Drop-Out-Quote (28% Drop-Out in Interventionsgruppe), Gruppenunterschiede zu Baseline, niedrige und unregelmäßige Compliance
Griffith et al., 2008	5	fehlende Verblindung, ungleiche und hohe Drop-Out-Quote
Horneij et al., 2001	6	fehlende Verblindung, hohe Drop-Out-Quote (40% Drop-Out), Gruppenunterschiede zu Baseline
Lin et al., 2015	6	fehlende Verblindung, keine adäquate Beschreibung d. Intervention
Palumbo et al., 2012	2	fehlende Verblindung, Gruppenunterschiede zu Baseline, unregelmäßige Compliance, keine adäquate Beschreibung d. Interventionen, kleine Stichprobe (N = 11)

Diskussion

Das Ziel der vorliegenden Literaturübersicht war es, den Effekt von Bewegungsinterventionen auf Stress bei Gesundheitsfachpersonal zu untersuchen.

In den eingeschlossenen Studien wurden auffällig häufig mind-body Bewegungspraktiken wie Yoga, Qigong und Tai Chi untersucht. Von den vier Studien, die den Effekt von Yoga auf Stress evaluierten, konnten drei Studien signifikante stressreduzierende Effekte im Vergleich zu der Kontrollgruppe feststellen.

Insbesondere in der Konzeption und Beschreibung der Bewegungsinterventionen weisen die vorhandenen Studien jedoch methodische Limitierungen auf. Die Interpretation der Ergebnisse muss daher vor diesem Hintergrund betrachtet werden.

Auch wenn verschiedene Yogaarten zu unterscheiden sind, wird Yoga in der Regel bei geringere bis mittlerer Intensität trainiert (Larson-Meyer, 2016). Demzufolge sind die möglichen stressreduzierenden Effekte von Yoga weniger durch physiologische Adaption der Ausdauerleistungsfähigkeit und dementsprechend nicht durch die Cross-Stressor-Adaption Hypothese erklärbar. Ein Mediatoreffekt durch veränderte Ressourcen scheint plausibler. So schlussfolgern auch Riley und Park (2015) in ihrem systematischen Review, dass Yoga unter anderem stressreduzierend durch veränderte Einstellungen und veränderten Coping Mechanismen wirkt.

Diese Erkenntnisse zu ersten positiven Effekten von Yogainterventionen auf Stress lassen sich für die Gesundheitsförderung im Gesundheitssektor nutzen. Da sich Yoga zunehmender Popularität insbesondere bei Frauen erfreut, scheinen entsprechende Interventionen in der hauptsächlich weiblichen Belegschaft im Gesundheitssektor vielversprechend (Cramer et al., 2016; Ding & Stamatakis, 2014).

Im Vergleich zu Yoga und Qigong konnten die hier eingeschlossenen Studien, die herkömmliche Ganzkörper-Trainingsprogramme untersuchten, keine signifikanten Reduktionen der Stresswerte erzielen. Da aber weder die Intensitäten noch Dauer der Bewegungsinterventionen spezifiziert wurden, ist es durchaus möglich, dass physiologische Adaptionen, wie beispielsweise eine verbesserte kardiovaskuläre Fitness, nicht erreicht werden konnten und daher die entsprechenden Effekte ausblieben. Gerber (2008) geht beispielsweise davon aus, dass Nulleffekte häufig daher rühren, dass mit Intensitäten unter 60% der VO_2max und einer Dauer von unter 20 Minuten trainiert wurde. Im Rahmen dieser Übersichtsarbeit können daher keine Aussagen über die Cross-Stressor-Adaptation Hypothese getroffen werden.

Insgesamt wurden in der systematischen Suche nur wenige Studien ermittelt, die Bewegungsinterventionen für die besonders belastete Berufsgruppe im Gesundheitssektor untersuchen. Während erste Studien einen stressreduzierenden Effekt von Yoga und Qigong andeuten, sollten verschiedene Arten sowie Intensitäten der körperlichen Aktivität in zukünftigen Studien berücksichtigt und miteinander verglichen werden. Darüber hinaus sollten potentielle moderierende und mediierende Wirkmechanismen, wie beispielsweise veränderte Coping Mechanismen, berücksichtigt werden. Die vorliegende systematische Literaturübersicht verdeutlicht somit den großen Bedarf an sportwissenschaftlich fundierten Interventionsstudien, um den Effekt von körperlicher Aktivität auf Stress im Gesundheitssektor zu überprüfen.

Literatur

Bernburg, M., Vitzthum, K., Groneberg, D. A., & Mache, S. (2016). Physicians' occupational stress, depressive symptoms and work ability in relation to their working environment: a cross-sectional study of differences among medical residents with various specialties working in German hospitals. *BMJ Open, 6*(6), e011369.

Bhatia, V. & Tandon, R. K. (2005). Stress and the gastrointestinal tract. *J. Gastroenterol. Hepatol, 20*(3), 332–339.

Cramer, H., Ward, L., Steel, A., Lauche, R., Dobos, G., & Zhang, Y. (2016). Prevalence, patterns, and predictors of yoga use: results of a U.S. nationally representative survey. *Am. J. Prev. Med., 50*(2), 230–235.

Ding, D., & Stamatakis, E. (2014). Yoga practice in England 1997-2008: prevalence, temporal trends, and correlates of participation. *BMC research notes, 7*(1), 172.

Furlan, A. D., Malmivaara, A., Chou, R., Maher, C. G., Deyo, R. A., Schoene, M., Bronfort, G., & van Tulder, M. W. (2015). 2015 Updated Method Guideline for Systematic Reviews in the Cochrane Back and Neck Group. *Spine, 40*(21), 1660–1673.

Fiabane, E., Giorgi, I., Sguazzin, C., & Argentero, P. (2013). Work engagement and occupational stress in nurses and other healthcare workers: the role of organisational and personal factors. *Journal of clinical nursing, 22*(17-18), 2614-2624.

Gerber, M. (2008). Sportliche Aktivität und Stressreaktivität: Ein Review. *Deutsche Zeitschrift für Sportmedizin, 59*(7-8), 168–174.

Gerber, M., & Pühse, U. (2009). Do exercise and fitness protect against stress-induced health complaints? A review of the literature. *Scandinavian journal of public health, 37*(8), 801-819.

Hackney, A. C. (2006). Stress and the neuroendocrine system: the role of exercise as a stressor and modifier of stress. *Expert review of endocrinology & metabolism, 1*(6), 783–792.

Khamisa, N., Peltzer, K., Ilic, D., & Oldenburg, B. (2016). Work related stress, burnout, job satisfaction and general health of nurses: A follow-up study. *International journal of nursing practice, 22*(6), 538–545.

Landsbergis, P. A., Dobson, M., Koutsouras, G., & Schnall, P. (2013). Job strain and ambulatory blood pressure: a meta-analysis and systematic review. *American journal of public health, 103*(3), e61-e71.

Larson-Meyer, D. E. (2016). A Systematic Review of the Energy Cost and Metabolic Intensity of Yoga. *Medicine and science in sports and exercise, 48*(8), 1558-1569.

McVicar, A. (2003). Workplace stress in nursing: a literature review. *Journal of advanced nursing, 44*(6), 633-642.

Poghosyan, L., Clarke, S.P., Finlayson, M., & Aiken, L.H. (2010). Nurse burnout and quality of care: cross-national investigation in six countries. *Research in nursing & health, 33*(4), 288–298.

Riley, K. E., & Park, C. L. (2015). How does yoga reduce stress? A systematic review of mechanisms of change and guide to future inquiry. *Health psychology review, 9*(3), 379-396.

Steptoe, A., & Kivimäki, M. (2013). Stress and cardiovascular disease: an update on current knowledge. *Annual review of public health, 34,* 337-354.

Stansfeld, S., & Candy, B. (2006). Psychosocial work environment and mental health--a meta-analytic review.

Selye, H. (1981). Geschichte und Grundzüge des Stresskonzepts. In J. R. Nitsch (Hrsg.), *Stress. Theorien, Untersuchungen, Maßnahmen* (S. 163-187). Bern: Huber.

Wübker, A. (2018). Herausforderungen im Gesundheitswesen in Regionen mit sinkenden Bevölkerungszahlen. *Wirtschaftsdienst, 98*(5), 372-374.

KATHRIN RANDL & GERD THIENES

Einfluss eines HIIT-Trainings auf das Wohlbefinden bei Erwachsenen unter Berücksichtigung des Aktivitätsniveaus

Einleitung

Dieses Forschungsvorhaben untersucht die Befindlichkeitsveränderung bei jungen Erwachsenen im HIIT-Training unter Einfluss des Aktivitätsniveaus. Besonderer Fokus liegt auf der Veränderung des Wohlbefindens in Abhängigkeit von verschiedenen Trainingsintensitäten. Dabei soll der Frage nachgegangen werden, ob sich ein hochintensives, dafür zeitsparendes Training auch für weniger aktive Sportler eignet. Positive Effekte körperlich-sportlicher Aktivität auf das aktuelle Wohlbefinden sind seit vielen Jahren nachgewiesen (Wagner & Brehm, 2006). Direkte Auswirkungen der sportlichen Aktivität auf das aktuelle Wohlbefinden werden als akute Effekte bezeichnet. Dieser Stimmungsverbesserung nach der Sportaktivität wurde daher ein fast genereller Charakter zugeschrieben. Zur Überprüfung des generellen Feel-better-Phänomens wird die Befindlichkeit während der Sportaktivität durch die Dual-Mode-Theorie als Erklärung herangezogen. Diese postuliert den Einfluss der Belastungsintensität auf das aktuelle Wohlbefinden. Bei sportlichen Aktivitäten mit moderater Intensität werden homogen positive Befindensveränderungen verzeichnet. Interindividuell positive wie auch negative Reaktionen treten nach Sportaktivitäten mit hoher Intensität auf. Bei sehr hohen Intensitäten über 90% der maximalen Herzfrequenz fallen die Reaktionen wieder homogener, jedoch primär negativ aus. Unterschiedliche Stimmungsverläufe treten auch während der Aktivität auf (Ekkekakis, 2003). Diese Ergebnisse aus Laboruntersuchungen mit jungen Erwachsenen wurden im Gruppentraining mit Älteren aus Gesundheitssportprogrammen bestätigt (Molinari et al., 2015). Focht und Kollegen (2007) zeigen unterschiedliche Befindlichkeitsverläufe bei aktiven und inaktiven Sportlerinnen und Sportlern auf, bei denen unangenehme Gefühlszustände durch körperliche Anstrengung bei fehlender Sporterfahrung hervorgerufen werden können. Die Meta-Analyse von Reed und Ones (2006) verweist ebenfalls auf deutliche Verschlechterungen des Wohlbefindens nach sehr anstrengenden sportlichen Aktivitäten. Gerade bei der aktuell sehr verbreiteten Trainingsform des hochintensiven Intervalltrainings (HIIT) sind hohe Belastungen charakteristisch. Diese hohen, notwendigerweise zeitlich kurzen Belastungen erfordern Erholungspausen und folgen somit dem Intervallprinzip. Beim HIIT bietet sich daher die Möglichkeit in vergleichsweise kurzer Zeit ähnliche oder sogar höhere Trainingsanpassungen als durch länger andauerndes Grundlagentraining zu erlangen (Zinner & Sperlich, 2019). Dass auch Inaktive von HIIT-Protokollen profitieren können, zeigen Martinez und Kollegen (2015) auf.

Methode

Die gesamte Stichprobe umfasste 81 Teilnehmende (31 Männer/50 Frauen) und wies dabei eine relativ große Alterspanne (18-52 Jahre, Ø 24,1) auf. Zur Einteilung des Aktivitätsniveaus wurde ein Cut-Off-Wert bei drei gebildet. Danach galten insgesamt 37 Personen als Inaktive, die weniger als 3x die Woche für 60 Minuten körperlich-sportlich aktiv waren, und 44 Personen wurden demnach als aktiv eingestuft. Der Untersuchungszeitraum betrug insgesamt neun Wochen. Die Ausdauer wurde im klassischen Prä-Post-Design getestet. Die Ausdauerintervention fand über sieben Wochen, einmal wöchentlich, statt. Das hochintensive Intervalltraining wurde nach dem Tabata-Protokoll durchgeführt. Dieses Protokoll sah 20 Sekunden Belastung mit 10 Sekunden Pause bei nahezu maximaler Belastungsintensität vor (Tabata et al., 1996). Die Probanden durchliefen vier Sätze mit jeweils vier neuen Übungen. Jeder Satz wurde nach einer Satzpause von einer Minute einmal wiederholt. Das Training fand gemeinsam in einer Gruppe statt. Die einzelnen Trainingseinheiten wurden dabei in moderate und intensive Einheiten aufgeteilt. Vier der sieben Einheiten (Woche 1, 3, 4 & 7) waren intensive Einheiten, drei Einheiten (Woche 2, 5 & 6) wurden moderat gestaltet. Zur Intensitätssteuerung wurde die Borg-Skala eingesetzt. Dieses subjektive Messinstrument bot eine gute Einschätzung der Anstrengung. Linear ansteigend konnten Probanden auf der 15-stufigen Borg-Skala die Beanspruchung auf einer Skala von 6-20 angeben (Borg, 2004). Vorteil dieser Methode war die Umsetzung bei größeren Probandengruppen ohne großen materiellen Aufwand. Der Dual-Mode-Theorie folgend trainierten die Probanden bei einem intensiven Training in der siebten Woche (wie auch in Woche 3) in einem Intensitätsbereich auf der Borg-Skala von 15 bis 17. Für das moderate Training in Woche 6 wurde ein Skalenniveau von 11 bis 13 vorgegeben. Zur Überprüfung der vorgegebenen Intensitätsbereiche wurden die Probanden 30 Minuten nach Abschluss des Trainings gebeten, die Session rating of perceived exertion (Session-RPE) auszufüllen. Die Probanden schätzten die Trainingsintensität auf einer Skala von 1 bis 10 ein (Foster et al., 2001). Ein Skalenwert von drei bis vier entsprach den Angaben leicht bis etwas anstrengend auf der Borg-Skala. Ein Skalenwert von fünf bis sieben kam den Angaben schwer bis sehr schwer auf der Borg-Skala gleich (Gronwald & Hottenrott, 2016). Eine anstrengende Einheit sollte sich demnach deutlich anhand der Session-RPE von einer moderaten Trainingseinheit unterscheiden. Zur Überprüfung der Veränderung des Wohlbefindens durch ein hochintensives Intervalltraining wurden die Befindlichkeitsskalen nach Abele-Brehm und Brehm (1986) verwendet. Diese unterscheiden zwischen den beiden Grunddimensionen Spannung und Lösung, welche wiederum in positive und negative Befindensdimensionen unterteilt sind. Aktiviertheit und gehobene Stimmung entsprechen der positiven Spannung, Ruhe und Besinnlichkeit gehören zur positiven Lösung, wobei Besinnlichkeit am ehesten den Neutralbereich zwischen den beiden Grunddimensionen abdeckt. Ärger und Erregtheit sind der negativen Spannung, Energielosigkeit und Deprimiertheit sind der negativen Lösung zuzuordnen. Durch jeweils fünf Adjektive wird jede Befindensdimension realisiert.

Somit weisen die Befindlichkeitsskalen insgesamt 40 Items auf, die schnell und ökonomisch auszufüllen sind. Aus den einzelnen Items werden die Summen der jeweiligen Befindensdimension errechnet. Die maximale Summe beträgt fünf Punkte pro Befindensdimension. Zur Einschätzung des Aktivitätszustands der Probanden wurde zum ersten Messzeitpunkt die Wochenprävalenz von mindestens 60-minütiger körperlich-sportlicher Aktivität (MVPA) in der vergangenen bzw. einer normalen Woche abgefragt. Der Mittelwert beider Items wurde als Wert zur Bestimmung des Aktivitätsniveaus herangezogen (Prochaska, Sallis & Long, 2001). Probanden, die weniger als 3x in der Woche aktiv sind, wurden als Inaktive bezeichnet (Martinez et al., 2015). Die affektiven Reaktionen der Probanden wurden anhand der Rohwerte sowie einfacher Differenzwerte des aktuellen Befindens im Vergleich zum Eingangswert deskriptiv betrachtet. Mittelwertunterschiede wurden durch Varianzanalysen mit Messwiederholung überprüft.

Ergebnisse

Zum Vergleich einer moderaten und einer intensiven Einheit wurden die Trainingseinheiten in der sechsten und siebten Woche überprüft. An diesen beiden Terminen haben letztendlich 35 Probanden (12 Männer/23 Frauen) im Altersdurchschnitt von 23,3 Jahren teilgenommen. In der bereinigten Stichprobe waren 22 Inaktive und 13 Aktive zu verzeichnen. Insofern stellte sich die beobachtete Teilstichprobe in der Altersstruktur homogener (Alter 19-26 Jahre) dar, wies aber mehr Frauen als Männer und auch mehr Inaktive als Aktive auf. Die Ergebnisse zeigen den Unterschied zwischen den Trainingseinheiten deutlich, das moderate Training ($M_{moderat6}$ = 4.94) wird weniger intensiv als die beiden anstrengenden Trainingseinheiten ($M_{anstrengend3}$ = 6.71; $M_{anstrengend7}$ = 7.51) wahrgenommen. Zur Überprüfung der Abhängigkeit vom Aktivitätszustand wird ein Mittelwertvergleich berechnet. Die Unterschiede im Aktivitätsniveau zeigen sich bei der Auswertung, die inaktiven Probanden ($M_{anstrengend3}$ = 7.20; $M_{moderat6}$ = 5.23; $M_{anstrengend7}$ = 8.00) geben grundsätzlich einen höheren RPE-Wert als die aktiven Probanden ($M_{anstrengend3}$ = 6.16; $M_{moderat6}$ = 4.46; $M_{anstrengend7}$ = 6.69) an. Während das moderate Training keinen signifikanten Unterschied aufweist, liegt dieser für das anstrengende Training in Woche 7 ($F(1,33)$ = 10.300, p = .003) zwischen den Gruppen vor. Es ist festzuhalten, dass die subjektive Belastungswahrnehmung nach der Borg-Skala vom Aktivitätszustand der Probanden abhängig ist. Aktivere Personen nehmen ein anstrengendes Training weniger intensiv wahr als inaktive Personen. Beim sanfteren Training ist der Unterschied hingegen nicht signifikant. Inaktive nehmen das anstrengende Training intensiver wahr, obwohl sie auf Basis der gleichen Übungen und Anweisungen trainieren. Zur visuellen Darstellung des Wohlbefindens wird von Alfermann und Stoll (2010) das Eisbergprofil empfohlen, um die Verringerung der negativen Befindensdimensionen und der Steigerung der positiven Dimensionen darzustellen. Die positiven Dimensionen sollten dabei möglichst hoch ausgeprägt, während der Wert der negativen Dimensionen möglichst gering ausfallen sollte. Ein Normalprofil weist somit hohe Werte der Skalen Aktiviertheit, gehobene Stimmung und Ruhe sowie tiefe Werten der Skalen Ärger, Erregtheit, Energielosigkeit und Deprimiertheit auf. Nach dem moderaten Training in Woche 6 (s. Abb. 1) zeigen die negativen Skalen Ärger und Erregtheit (neg. Spannung) geringere Werte auf. Die positiven Befindensdimensionen Aktiviertheit und gehobene Stimmung (positive Spannung) sind nach dem Training stärker ausgeprägt. Dies gilt ebenso für die Skala Ruhe. Diese ist über die Items gelassen und entspannt operationalisiert. Die Neutralskala Besinnlichkeit (positive Lösung) zeigt nach dem Training geringere Werte an.

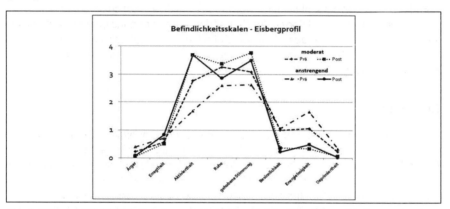

Abb. 1. Eisbergprofil Befindlichkeitsskalen vor und nach dem Training (eigene Darstellung).

Operationalisiert wird diese Skala mit den Items nachdenklich oder nach innen gekehrt. Insofern stellt eine Verringerung hier tendenziell eine Verbesserung dar. Aktiviertheit ($p = .022$) und gehobene Stimmung ($p = .028$) verbessern sich signifikant. Auch Besinnlichkeit ($p = .002$) und Energielosigkeit ($p = .028$) zeigen eine signifikante Verbesserung durch geringe Werte auf. Das moderate Training führt somit erwartungsgemäß zu einer Abnahme des negativen Wohlbefindens, während das positive Wohlbefinden eine Verbesserung von vor zu nach der Sportaktivität aufweist. Nach dem intensiven Training in der siebten Woche zeigen Aktiviertheit ($p = .001$) und gehobene Stimmung ($p = .015$) signifikant höhere Werte auf. Die Skala Ärger verringert sich erwartungsgemäß. Auffällig sind die höheren Werte bei der Skala Erregtheit. Operationalisiert ist diese Skala mit den Items kribblig, nervös, verkrampft und angespannt. Zeitgleich verbessert sich die Komplementärskala Ruhe ebenfalls. Somit fühlen sich die Probanden gleichzeitig locker, gelöst, entspannt, ruhig und gelassen. Signifikant verbessern sich Befindlichkeit ($p = .001$), Energielosigkeit ($p = .009$) und Deprimiertheit ($p = .006$) nach dem intensiven Training. Somit weisen die Befindlichkeitsskalen nach dem intensiven Training ebenfalls ein Normalprofil der Eisberg-Visualisierung auf. Die positiven Dimensionen nehmen zu, fast alle Skalen des negativen Wohlbefindens verringern sich. Auffällig ist lediglich die Zunahme der Erregtheit. Varianzanalysen mit Messwiederholung und Effektstärken wurden zur Analyse der Befindlichkeitsveränderung berechnet. Gemäß Cohen (1992) wurde ein partielles $\eta^2 = .01$ als kleiner Effekt, $\eta^2 = .06$ als mittlerer Effekt und $\eta^2 = .14$ als großer Effekt eingestuft. Bei den Dimensionen, die eine signifikante Veränderung von vor zu nach dem sanften Training aufweisen, zeigen die Effektstärken einen großen Effekt der Zeit. Aktiviertheit ($F(1,33) = 6.549$, $p = .015$, $\eta^2 = .166$), Gehobene Stimmung ($F(1,33) = 5.862$, $p = .021$, $\eta^2 = 151$), Besinnlichkeit ($F(1,33) = 11.722$, $p = .002$, $\eta^2 = .262$), Energielosigkeit ($F(1,33) = 6.276$, $p = .017$, $\eta^2 = .160$). Der Interaktionseffekt (Zeit x Aktivitätsniveau) verfehlt hingegen das Signifikanzniveau. Lediglich bei der Besinnlichkeit zeigt sich ein signifikanter Interaktionseffekt ($F(1,33) = 5.003$, $p = .032$, $\eta^2 = .132$). Beim anstrengenden Training zeigten sich signifikante Haupteffekte mit großen Effektstärken ebenfalls bei der Aktiviertheit ($F(1,33) = 20.436$, $p = .001$, $\eta^2 = 382$), Gehobener Stimmung ($F(1,33) = 4.886$, $p = .034$, $\eta^2 = 129$), Besinnlichkeit ($F(1,33) = 12.709$, $p = .001$, $\eta^2 = .278$), Energielosigkeit ($F(1,33) = 5.558$, $p = .024$, $\eta^2 = .144$). Zudem hat sich die Deprimiertheit signifikant verbessert ($F(1,33) = 6.154$, $p = .018$, $\eta^2 = .147$. Bei der Skala Deprimiertheit zeigt sich auch ein Interaktionseffekt (Zeit x Aktivitätsniveau) ($F(1,33) = 5.704$, $p = .023$, $\eta^2 = .147$). Bei den anderen Skalen verfehlt der Interaktionseffekt das Signifikanzniveau. Die Befindlichkeitsmittelwerte der beiden Beanspruchungsgruppen unterscheiden sich somit beim sanften Training nur bei der Dimension Besinnlichkeit sowie beim anstrengenden Training bei der Skala Deprimiertheit.

Diskussion

Ein intensives Training wird von Inaktiven anstrengender als von Aktiven wahrgenommen. Die RPE-Skalen weisen durchgehend höhere Werte auf. Dabei haben beide Gruppen die gleichen Übungen unter Vorgabe desselben Intensitätsbereichs gemeinsam absolviert. Dadurch ist die Wahrscheinlichkeit groß, dass die Inaktiven sich von den Aktiven mitziehen ließen und trotz Vorgabe in einem höheren Intensitätsbereich trainierten als vorgegeben. Nach moderatem Training verändern sich die Befindlichkeitsskalen Erregtheit und Ruhe bei den Aktiven nicht erwartungsgemäß. Dies scheint konform zur Dual-Mode-Theorie zu sein, nachdem Aktive ein anstrengenderes Training benötigen. Ein sanftes Training scheint nicht ausreichend zu sein, um das Wohlbefinden komplett zu verbessern. Bei den Inaktiven führt sowohl moderates als auch intensives Training zur einer Wohlbefindensveränderung. Dies deutet auf einen Widerspruch zur Dual-Mode-Theorie hin. Das anstrengende Training scheint den Inaktiven gut zu bekommen, sie sind weniger erregt. Die Belastungsintensität hat somit nicht per se einen negativen Einfluss, auch anstrengende Aktivitäten können befindensförderlich sein. Dies scheint aber nicht einheitlich zu sein, in diesem Fall profitieren die Inaktiven sogar mehr vom intensiven Training. Insofern müssen Strategien, die bei (Wieder-)Einsteigern leichte bis moderate Intensitäten favorisieren, hinterfragt werden, da auch intensives Training Erfolgserlebnisse ermöglichen kann. Dabei muss aber darauf hingewiesen werden, dass bei dieser Studie lediglich eine Vorher-Nachher-Messung zum Einsatz kam. Dadurch wird aber auch positiv erlebte Vollendung des Trainings mitbewertet (Sudeck & Conzelmann, 2011). Daher müsste auch ein anderes Erhebungsinstrument zur ökonomischen Erfassung während der sportlichen Aktivität diskutiert werden. Hohe Befindlichkeitswerte vor der Sportaktivität werden auch durch die Vorfreude auf das Training ausgelöst. Das Ausgangsniveau muss ebenfalls beachtet werden, je niedriger das Ausgangsniveau, desto höher fallen möglicherweise die Befindensverbesserungen aus. Kritikpunkte sind auch die geringen Fallzahlen, die Gesamtstichprobe wies ein ausgewogeneres Verhältnis auf. Weitere Studien müssen physiologische Verfahren zur Bestimmung der Belastungsintensität einbeziehen.

Literatur

Abele-Brehm, A. & Brehm, W. (1986). Zur Konzeptualisierung und Messung von Befindlichkeit. Die Entwicklung der „Befindlichkeitsskalen" (BFS). *Diagnostica, 32*(3), 209-228.
Alfermann, D. & Stoll, O. (2010). Kurz- und langfristige Effekte von Bewegung und Sport auf die psychische Gesundheit. In O. Stoll, I. Pfeffer & D. Alfermann (Hrsg.), *Lehrbuch Sportpsychologie* (S. 297-327). Bern: Huber.
Borg, A. (2004). Anstrengungsempfinden und körperliche Aktivität. *Deutsches Ärzteblatt, 101*(15), 1016-1021.
Cohen, J. (1992). A power primer. *Psychological Bulletin, 112*(1), 155-159.
Ekkekakis, P. (2003). Pleasure and displeasure from the body: Perspectives from exercise. *Cognition and Emotion, 17*(2), 213-239.
Focht, B., Knapp, D., Gavin T., Raedeke, T., & Hickner, R. (2007). Affective and self-efficacy responses to acute aerobic exercise in sedentary older and younger adults. Journal of Aging and Physical Activity, 15 (2), 123-138.
Foster, C., Florhaug, J. A., Franklin, J., Gottschall, L., Hrovation, L. A., Parker, S. et al. (2001). A new approach to monitoring exercise training. *Journal of strength and conditioning research, 15*(1), 109-115.
Gronwald, T. & Hottenrott, K. (2016). Ausdauer trainieren – Von der Belastungs- zur Beanspruchungsorientierung. In G. Thienes & M. Baschta (Hrsg.), *Training im Schulsport* (S. 200-221). Schorndorf: Hofmann.
Martinez, N., Kilpatrick, M. W., Salomon, K., Jung, M. E., & Little, J. P. (2015). Affective and Enjoyment Responses to High-Intensity Interval Training in Overweight-to-Obese and Insufficiently Active Adults. *Journal of sport exercise psychology, 37*(2), 138-149.
Molinari, V., Schmid, J., Sudeck, G. & Conzelmann, A. (2015). Wirkung sportlicher Aktivität auf das aktuelle Befinden im höheren Erwachsenenalter. Verlaufsanalysen in Sportprogrammen. *Sportwissenschaft, 45*(3), 138-148.
Prochaska, J.J., Sallis, J. F., & Long, B. (2001). A physical activity screening in measure for use with adolescents in primary care. *Arch Pediatr Adolesc Med., 155*(5), 554-559.
Reed, J. & Ones, D. S. (2006). The effect of acute aerobic exercise on positive activated affect. A meta-analysis. *Psychology of Sport and Exercise, 7*(5), 477-514.
Sudeck, G. & Conzelmann, A. (2011). Motivbasierte Passung von Sportprogrammen: Explizite Ziele und Motive als Moderator von Befindlichkeitsveränderungen durch sportliche Aktivität. *Sportwissenschaft, 41*(3), 175-189.
Tabata, I., Nishimura, K., Kouzaki, M., Hirai, Y., Ogita, F., Miyachi, M. et al. (1996). Effects of moderate-intensity endurance and high-intensity intermittent training on anaerobic capacity and VO2max. *Medicine and science in sports and exercise, 28*(10), 1327-1330.
Wagner, P. & Brehm, W. (2006). Aktivität und psychische Gesundheit. In K. Bös & W. Brehm (Hrsg.), *Handbuch Gesundheitssport* (S. 103-117). Schorndorf: Hofmann.
Zinner, C. & Sperlich, B. (2019). Definition und Steuergrößen von (Hoch-)intensivem Intervalltraining in Bewegungstherapie & Gesundheitssport. *Bewegungstherapie und Gesundheitssport, 35*(2), 93-99.

STEFANIE SCHÜLER-HAMMER, YVONNE DEURER, CLAUDIA HILDEBRAND
& ALEXANDER WOLL

Konzeption, Implementation und Evaluation der Bewegungskurzintervention Aktivpause-Plus als Maßnahme zur Steigerung des Aktivitätsverhaltens am Arbeitsplatz

Einleitung

Die fortschreitende Technisierung und Modernisierung der Arbeitswelt und die resultierenden gesundheitlichen Folgen der körperlichen Inaktivität respektive sedentären Verhaltensweisen erfordern ein Umdenken in der Gestaltung des beruflichen Alltags. Aus der aktuellen Public-Health-Forschung geht hervor, dass bereits die Integration kurzer, regelmäßiger Bewegungseinheiten von zehn bis 15 Minuten in die tägliche Routine große Gesundheitsgewinne mit sich bringt (Buckley et al., 2015; Bucksch & Wallmann-Sperlich, 2016). In der Praxis zeigt sich jedoch, dass Beschäftigte trotz eines hohen Gesundheitsbewusstseins und dem Wunsch nach betrieblichen Bewegungsangeboten etwaige Maßnahmen nur unzureichend in Anspruch nehmen. Dies betrifft üblicherweise diejenigen Personengruppen, die einen hohen Bedarf an gesundheitsförderlicher Unterstützung aufweisen, bspw. inaktive oder chronisch kranke Mitarbeiter (Huber & Weiß, 2015). Um den setting- und zielgruppenspezifischen Anforderungen entsprechend eine Verhaltensänderung zu bewirken, sind neben motivationalen Hilfestellungen insbesondere Strategien der volitionalen Verhaltenskontrolle bedeutsam (Gollwitzer & Sheeran, 2006; Sniehotta et al., 2007).
Aus der geschilderten Problematik ergibt sich die Forschungsfrage, wie Beschäftigte mit der Absicht zur Steigerung des Bewegungsverhaltens am Arbeitsplatz zielführend in der Umsetzung bestärkt werden können.
Mit Blick auf die von der Ottawa-Charta (WHO, 1986) formulierten Handlungsansätze der Gesundheitsförderung[1] und die spezifischen Rahmenbedingungen des Settings Hochschule intendiert das Programm *Aktivpause-Plus*[2], Hochschulbeschäftigte zur eigenständigen, regelmäßigen Ausübung von Bewegungspausen zu befähigen. Hierfür wird an das bestehende Konzept *Aktivpause* des Karlsruher Instituts für Technologie (KIT) angeknüpft. Im Rahmen dessen werden während der Vorlesungsphase einmal wöchentlich für 15 Minuten angeleitete Bewegungseinheiten mit KIT-Mitarbeitern in unmittelbarer Arbeitsplatznähe realisiert.

---

1 Handlungsansätze der Ottawa-Charta (WHO, 1986) sind Empowerment, Partizipation, Ganzheitlichkeit und Integration.
2 Die *Aktivpause-Plus* wurde im Rahmen einer Dissertation konzipiert, implementiert und evaluiert (vgl. Schüler-Hammer, 2019).

Methode

Die Intervention *Aktivpause-Plus* wurde auf Basis des *MoVo-Modells* (Fuchs, 2007; Fuchs et al., 2010) konzipiert und zeichnet sich durch die Hinzunahme volitionaler Bausteine aus. Während der Vorlesungsphase blieb das reguläre Kurskonzept der *Aktivpause* erhalten. Um das angestrebte Ziel von drei *Aktivpausen* pro Woche zu erreichen, lautete die Vorgabe, zwei weitere Bewegungseinheiten eigenständig als Gruppe durchzuführen. Für die vorlesungsfreie Zeit waren ebenfalls drei Einheiten pro Woche vorgesehen, allerdings mit dem Unterschied, dass diese autonom, d. h. ohne Hilfe eines Übungsleiters, umzusetzen waren.

Zur Unterstützung der Zielerreichung kamen folgende Maßnahmen zum Einsatz:

- Coaching-Sitzung 1 für die Gesamtgruppe zur Planung und Konkretisierung des Vorhabens (90 Minuten);
- Multiplikatoren-Schulung für ein bis zwei freiwillige Teilnehmer pro Gruppe zur qualifizierten Anleitung von *Aktivpausen* (90 Minuten);
- Kickstart-Phase zur Gewöhnung an die dreimal wöchentliche Durchführung;
- Coaching-Sitzung 2 für die Gesamtgruppe zur Auffrischung, Erfolgsüberprüfung und Klärung offener Fragen (30 Minuten);
- Telefonisches Kurz-Coaching mit dem jeweiligen Multiplikator (10 Minuten);
- Bereitstellung eines Coaching-Begleiters, eines Kursmanuals mit standardisierten Stundenverlaufsplänen sowie einer Materialkiste mit Kleingeräten und Übungskarten für die Gesamtgruppe.

Nachfolgende Abb. 1 stellt die Ansatzpunkte, die konzeptionellen Bausteine und die Vorgehensweise zur Implementation der *Aktivpause-Plus* grafisch dar.

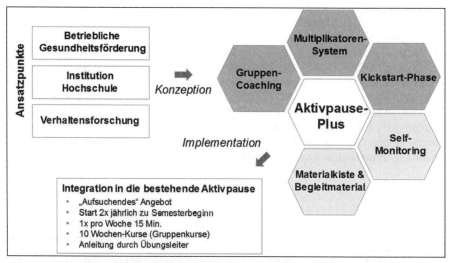

Abb. 1. Konzeption und Implementation der Intervention Aktivpause-Plus.

Zentrale Annahme war, dass durch die Intervention eine Steigerung im Bewegungsverhalten der Probanden bewirkt werden kann. Im Weiteren wurde postuliert, dass die Partizipation eine Verbesserung in der Ausprägung motivationaler (z. B. Intention, Selbstwirksamkeit) und volitionaler (z. B. Handlungsplanung, perzipierte Barrieren) sowie weiterer ausgewählter Faktoren (z. B. soziale Unterstützung, programmbezogene Emotionen) bedingt.

Zur Überprüfung der Programmeffekte wurde im Sommersemester 2017 am KIT mit 23 Gruppen der *Aktivpause* für 20 Wochen eine randomisierte, kontrollierte Interventionsstudie initiiert. Die Längsschnittstudie umfasste drei Messzeitpunkte (N = 103) sowie nach weiteren 20 Wochen eine Follow-Up Erhebung (N = 64). Um die existierenden Kursgruppen der *Aktivpause* beibehalten zu können, erfolgte die Zuteilung in die beiden Interventionsgruppen IG1 bzw. *Multi-Plus* (N = 48) und IG2 bzw. *Classic-Plus* (N = 55) per Klumpenbildung.

Die *Classic-Plus*-Gruppe erhielt zur Realisierung des Zielverhaltens neben der Kostenfreiheit und dem Baustein der Selbstbeobachtung keine weitere Unterstützung und wurde als Wartekontrollgruppe behandelt. Das Programm der *Multi-Plus*-Gruppe bestand aus den genannten volitionalen Maßnahmen (bspw. Gruppen-Coachings, Multiplikatoren-Schulung, Kickstart-Phase).

Unter Annahme einer Compliance von 70% und abzüglich der durchschnittlichen Fehltage ergab sich ein Zielwert von mindestens 36 *Aktivpausen* innerhalb des 20-wöchigen Studienzeitraums als Kriterium einer erfolgreichen Studienteilnahme.

Die Erfassung der Untersuchungsvariablen erfolgte mittels Online-Befragungen (Unipark EFS Summer 2017). Zur statistischen Überprüfung wurden zweifaktorielle Varianzanalysen mit Messwiederholung und Rangkorrelationen (Spearman) eingesetzt.

Ergebnisse

Mit Blick auf die erreichte Zielgruppe ist zu resümieren, dass sich unter den Teilnehmer/innen überwiegend Vollzeitkräfte befanden, von denen Mitarbeiter/innen aus den Bereichen Verwaltung/Personalprozesse (37,9%) sowie Lehre/Forschung (48,5%) die beiden größten Bereiche abbilden. Darüber hinaus zeigte sich ein deutlicher Überhang weiblicher Teilnehmer (63,1%), wohingegen keine bestimmte Altersgruppe dominierte. Aus der Analyse biophysischer Merkmale resultiert, dass sich die Stichprobe insbesondere aus sportlich aktiven, fitten und gesunden Beschäftigten zusammensetzte. Allen Proband/innen war wiederum eine hohe körperliche Inaktivitätsrate am Arbeitsplatz gemein. Die anvisierte Zielgruppe, d. h. Beschäftigte mit einer hohen Intention, ihr Aktivitätsverhalten am Arbeitsplatz zu steigern, wurde erreicht.

Aus der Responder bzw. Non-Responder Analyse ergibt sich, dass die Intervention bei 49,5% aller Teilnehmer Erfolg zeigte. Dabei steht der Studienerfolg signifikant in Zusammenhang mit der Untersuchungsgruppe: Während 81,4% der *Multi-Plus*-Gruppe das Zielkriterium von insgesamt 36 Aktivpausen erlangten, waren dies bei der *Classic-Plus*-Gruppe lediglich 22%. Als weiteres beeinflussendes Merkmal wurde in diesem Zuge der Arbeitsbereich herausgestellt: Mitarbeiter aus den Bereichen Verwaltung/Personalprozesse erreichten den Zielwert eher als jene aus der Lehre/Forschung. Die weiteren soziodemografischen respektive biophysischen Stichprobenmerkmale hatten keinen bedeutsamen Einfluss.

Als zentrales Studienergebnis der inferenzstatistischen Analysen geht hervor, dass das Programm die Teilnehmer zielführend darin unterstützte, ihr Bewegungsverhalten am Arbeitsplatz zu steigern: Die Probanden führten im Interventionszeitraum gruppenunabhängig im Schnitt 1,2 *Aktivpausen* mehr pro Woche durch als zu Beginn. Auch für den Follow-Up Zeitraum resultiert eine deutlich über dem Ausgangswert liegende Anzahl an *Aktivpausen*. Das bedeutet, dass die Probanden neun Monate nach Studienbeginn noch immer ein erhöhtes Bewegungsverhalten am Arbeitsplatz zeigten. Hierbei wurde ein Interaktionseffekt nachgewiesen (Zeit*Gruppe: $F_{2,192} = 8.969$, $p < .001$, $\eta^2 = .085$): IG1 entwickelte sich im Vergleich zur IG2 in den ersten zehn Wochen besser (IG1: $\Delta MW_{T1-T2} = 1.79$; IG2: $\Delta MW_{T1-T2} = 1.08$), wenngleich sich in der zweiten Studienhälfte gruppenunabhängig ein Einbruch des anfänglichen Erfolgs abzeichnete (IG1: $\Delta MW_{T2-T3} = -0.50$; IG2: $\Delta MW_{T2-T3} = -0.48$). Auch zum Zeitpunkt des Follow-Ups zeigten die Probanden im Mittel eine höhere Durchführungshäufigkeit als zu Beginn, wobei sich die Gruppen annäherten (Zeit*Gruppe: $F_{1,60} = 6.410$, $p < .001$, $\eta^2 = .097$; vgl. Abb. 2).

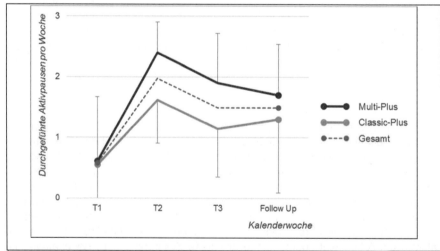

Abb. 2. Entwicklung der Durchführungshäufigkeit von Aktivpausen unter Berücksichtigung des Follow-Up Zeitraums in Abhängigkeit von Studiengruppe und Zeit (N = 62).

Hinsichtlich der motivational-volitionalen Variablen Intention (Zeit * Gruppe: $F_{2,158} = 11.938$, $p < .001$, $\eta^2 = .131$), Selbstwirksamkeit (Zeit * Gruppe: $F_{2,158}=7.131$, $p = .001$, $\eta^2 = .083$) und Planungstiefe (Zeit*Gruppe: $F_{2,144} = 6.910$, $p = .001$, $\eta^2 = .088$) zeigte IG1 ebenfalls bessere Entwicklungen. Außerdem korrelieren die genannten Variablen auf einem mittleren bis hohen Niveau mit der Durchführungshäufigkeit.
Für die sonstigen motivationalen und volitionalen Untersuchungsvariablen, z. B. Selbstkonkordanz, Konsequenzerfahrungen oder Rückfallprävention, sind bei Teilskalen positive Zusammenhänge zu verzeichnen.
Bezugnehmend auf die weiteren inkludierten Faktoren der Verhaltensänderung lässt sich konstatieren, dass die Intervention diese nur in geringem Maße beeinflusste. Ein Interaktionseffekt geht lediglich für die wahrgenommene soziale Unterstützung hervor (Zeit * Gruppe: $F_{2,128} = 3.480$, $p = .034$, $\eta^2 = .052$).
Die Follow-Up Erhebung bestätigte diese Beobachtungen.

Diskussion

Es wird resümiert, dass die *Aktivpause-Plus* die intendierte Wirkung erreichte. Als Erweiterung zu regulären Bewegungspausenkonzepten zeichnet sich das Programm durch positive Effekte hinsichtlich der Aktivitätssteigerung am Arbeitsplatz aus. Besonderheiten ergeben sich dadurch, dass neben der Verhaltens- auch die Verhältnisebene ein integraler Bestandteil ist. Darüber hinaus findet mithilfe von Gruppen-Coachings eine Form der Bewegungsberatung statt, welche nach Rütten und Pfeifer (2016) als evidenzbasierte Maßnahme der Betrieblichen Gesundheitsförderung (BGF) empfohlen wird. Zukünftige Bemühungen sind darauf zu richten, die Gruppen insbesondere in kursfreien Phasen mithilfe unterstützender Maßnahmen noch effizienter zu begleiten. Zur Programmoptimierung ist indes eine individuellere Anpassung an spezielle Zielgruppen, wie bspw. inaktive Personengruppen, ratsam.
Insgesamt wird geschlussfolgert, dass sich durch die Intervention *Aktivpause-Plus* nicht nur das Verhalten substanziell beeinflussen ließ, sondern auch die zugrundeliegenden Kognitionen. Wenngleich der Fokus auf der Steuerung volitionaler Komponenten lag, wurden ebenso Verbesserungen in motivationalen Aspekten erzielt. Dies bestätigt, dass die Variablen unmittelbar miteinander zusammenhängen und Verhaltensänderung als ein komplexer Prozess aufzufassen ist.
Auch wenn der große Vorteil der *Aktivpause-Plus* darin besteht, dass die einzelnen Programmbausteine in Kombination ihre Wirkung entfalten, ist als Nachteil die unzureichende Überprüfbarkeit einzelner Elemente zu äußern. Entsprechend ist eine Rangfolge und Bewertung der Maßnahmen zwar aus subjektiver Sicht der Teilnehmer möglich, experimentell jedoch nicht nachweisbar. Es bleibt unklar, in welchem Umfang und warum die einzelnen Bausteine bzw. deren Interaktion die Programmwirkung beeinflusste. Selbst eine Splittung in weitere Interventionsgruppen würde

dieses Problem nur bedingt beheben, da in diesem Falle die Wirkung durch die fehlende Kombination der Bausteine eingeschränkt wäre (Schlicht & Zinsmeister, 2015, S. 13). Insgesamt bleibt die Frage offen, ob die erzielte Verhaltensänderung auch Auswirkungen auf das allgemeine Bewegungsverhalten am Arbeitsplatz mit sich bringt, bspw., dass mehr Treppen benutzt oder aktive Transportformen gewählt werden. Auch eine Einflussnahme auf weitere Lebensbereiche ist denkbar. Eine weitergehende Untersuchung könnte sich entsprechend mit den Auswirkungen des beruflichen Bewegungsverhaltens auf die Freizeitaktivität beschäftigen. Interessant wäre auch die Frage, ob das allgemeine Gesundheitsbewusstsein der Probanden positiv beeinflusst wurde und ob sich die erfolgreiche Umsetzung von Zielintentionen auch in anderen Verhaltensbereichen (z. B. Ernährung, Raucherentwöhnung) zeigt. Auf Grundlage der Ergebnisse ist die *Aktivpause-Plus* als wirkungsvolle Maßnahme zur Steigerung des Bewegungsverhaltens am Arbeitsplatz anzusehen. Eine Etablierung des Programms auch in weiteren Organisationen wird befürwortet, um bei einem vergleichsweise geringen Ressourceneinsatz einen hohen Erfolg in der Bewegungsförderung zu erzielen.

Literatur

Buckley, J. P., Hedge, A., Yates, T., Copeland, R. J., Loosemore, M., Hamer, M., Bradley, G., & Dunstan, D. W. (2015). The sedentary office. An expert statement on the growing case for change towards better health and productivity. *British Journal of Sports Medicine, 49*(21), 1357-1362.
Bucksch, J. & Wallmann-Sperlich, B. (2016). Aufstehen, Hingehen, Treppensteigen – die gesundheitliche Relevanz von Alltagsaktivitäten. *Public Health Forum, 24*(2), 73-75.
Fuchs, R. (2007). Das MoVo-Modell als theoretische Grundlage für Programme der Gesundheitsverhaltensänderung. In R. Fuchs, W. Göhner & H. Seelig (Hrsg.), *Aufbau eines körperlichaktiven Lebensstils* (S. 317-325). Göttingen: Hogrefe.
Fuchs, R., Göhner, W., Seelig, H., Fleitz, A., Mahler, C. & Schittich, I. (2010). Lebensstil-integrierte sportliche Aktivität: Ergebnisse der MoVo-LISA Interventionsstudie. *Bewegungstherapie und Gesundheitssport, 26*(6), 270-276.
Gollwitzer, P. M. & Sheeran, P. (2006). Implementation intentions and goal achievement: A meta-analysis of effects and processes. *Advances in experimental social psychology, 38,* 69-119.
Huber, G. & Weiß, K. (2015). Betriebliche Gesundheitsförderung – Trends und Forschungsupdate 2014. *Bewegungstherapie und Gesundheitssport, 31,* 6-9.
Rütten, A. & Pfeifer, K. (Hrsg.). (2016). *Nationale Empfehlungen für Bewegung und Bewegungsförderung.* Erlangen-Nürnberg: FAU.
Schlicht, W. & Zinsmeister, M. (2015). *Gesundheitsförderung systematisch planen und effektiv intervenieren.* Berlin, Heidelberg: Springer.
Schüler-Hammer, S. (2019). *Betriebliche Gesundheitsförderung im Setting Hochschule. Konzeption, Implementation und Evaluation der Bewegungskurzintervention Aktivpause-Plus als Maßnahme zur Steigerung des Bewegungsverhaltens am Arbeitsplatz.* Dissertation, Karlsruher Institut für Technologie.
Sniehotta, F., Winter, J., Dombrowski, S. & Johnston, M. (2007). Volitionale Verhaltenskontrolle. In R. Fuchs, W. Göhner & H. Seelig (Hrsg.), *Aufbau eines körperlich-aktiven Lebensstils* (S. 150-169). Göttingen: Hogrefe.
WHO (1986). The Ottawa charta for health promotion: first international conference on health promotion. Geneva: WHO.

ROBERT RUPP & CHIARA DOLD

„Kopf-Stehen": Entwicklung und Implementierung einer Mehrebenen-Intervention zur Reduzierung sitzenden Verhaltens von Studierenden im Hochschulkontext

Einleitung

Lang andauerndes, ununterbrochenes Sitzen prägt den Alltag vieler Studierender. Typische studentische Tätigkeiten wie Recherchieren, Schreiben und das Besuchen von Lehrveranstaltungen fördern das sitzende Verhalten. Dabei sind insbesondere Routinen in der Lehre auf eine *sitzende* Umsetzung ausgerichtet und füllen mit bis zu 17 h/Woche das studienbezogene Sitzeitkonto der Studierenden am stärksten (Horter et al., 2019; Jerome et al., 2017).
Sitzendes Verhalten steht jedoch im Zusammenhang mit der Entstehung lebensstilbedingter Erkrankungen (z. B. Diabetes mellitus Typ 2) und energetischer Dysbalancen (Patterson et al., 2018). Gleichzeitig mehren sich Hinweise auf einen begünstigenden metabolischen Effekt der regelmäßigen Unterbrechung und des zeitweisen Ersetzens von Sitzzeiten durch leicht-intensive Alltagsaktivitäten wie „(Auf-)Stehen" oder „(Umher-)Gehen" (Chastin et al., 2015). Zusammengenommen unterstreicht diese Erkenntnislage eine hohe Public-Health-Relevanz von Maßnahmen zur Reduktion und Unterbrechung von Sitzzeiten (Bucksch et al., 2015).
Vor diesem Hintergrund wurde an der Pädagogischen Hochschule Heidelberg (PH) in Kooperation mit der Techniker Krankenkasse das Interventionsprojekt *Kopf-Stehen* initiiert. Das Projekt verfolgt das Ziel, eine *bewegte Lehre* an Hochschulen umzusetzen, in der das etablierte Sitzlernen durch bewegende Methoden, bewegungsfreundliche Räume und bewegendes Mobiliar lernzeitschonend reduziert und regelmäßig unterbrochen wird (Cwierdzinski, 2019). Die Intervention setzt multimodal an und verbindet individuums- und verhältnisbezogene Strategien, um den Studienalltag und insbesondere Lernprozesse mit leichter körperlicher Aktivität, wie (Auf-)Stehen oder (Umher-)Gehen, zu verknüpfen und so zum Aufbau einer *bewegten Hochschule* beizutragen (Cwierdzinski, 2019). Ziel dieses Beitrags ist es, die Intervention *Kopf-Stehen* konzeptionell zu beschreiben und Beispiele der Umsetzung vorzustellen.

Methode

Den heuristischen Rahmen für die Entwicklung des Projekts bildet der Public Health Action Cycle. Der Qualitätskreislauf umfasst vier Schritte: 1) Problemanalyse, 2) Strategie- und Zielentwicklung, 3) Umsetzung und 4) Evaluation (Kolip, 2006). Entlang dieser Schritte werden im Folgenden das Vorgehen, die Interventionsziele und deren Umsetzung skizziert.

Für die Problemanalyse wurde eine selektive Literaturrecherche zum Thema „sitzendes Verhalten Studierender" in einschlägigen Datenbanken (PubMed, SPORTDiscus) durchgeführt. Zudem erfolgte eine Analyse des Sitz-, Steh- und Bewegungsverhaltens bei Studierenden der PH: Mittels quantitativer (objektive Sitzzeitmessung mit activPAL©-Bewegungssensoren, Sitztagebücher) und qualitativer Verfahren (Interviews, teilnehmende Beobachtung in Lehrveranstaltungen) wurden Sitzverhalten, Sitzanlässe und -determinanten erhoben. Ergänzend wurden Interviews mit Dozierenden der PH durchgeführt, um lehrveranstaltungsbezogene Einflüsse auf das studentische Sitzverhalten zu identifizieren.

Im zweiten Schritt wurde zur Strategie- und Zielentwicklung von *Kopf-Stehen* in den Datenbanken *PubMed, PsycINFO* und *SportDiscus* eine systematische Literaturrecherche bezüglich Interventionen zur Reduzierung sitzenden Verhaltens durchgeführt (Becker et al., 2017) und das sozial-ökologische Modell als Theoriebasis ausgewählt (Owen et al., 2011). Das Modell geht davon aus, dass sitzendes Verhalten über ein komplexes Bündel multipler Bedingungsfaktoren aus verschiedenen Ebenen beeinflusst wird und stellt somit die Grundlage für die Entwicklung von *Kopf-Stehen* als Mehrebenen-Interventionen. Angelehnt an Modelle guter Praxis aus dem betrieblichen Kontext werden die Ebenen „Individuum", „physische Umwelt" und „Organisation" fokussiert (Neuhaus et al., 2014).

In Bezug auf die zuvor entwickelten Strategien und Ziele erfolgt im dritten Schritt die Umsetzung. Zur strukturellen Verankerung des Projekts und zur Sicherung einer partizipativen Beteiligung der Zielgruppe der Studierenden wurde ein Steuerkreis aus Studierendenvertretungen, Rektoratsmitgliedern, Lehrenden und Gesundheitsverantwortlichen der Hochschule gegründet. Zur Etablierung der Sitzzeitreduktion als Querschnittsthema der Hochschule wurden zahlreiche Kooperationen und Vernetzungen mit Einrichtungen (z. B. Hochschulsport) und Studienfächern der Hochschule angebahnt. Zudem wurden räumliche Veränderungen mit dem Ziel der Schaffung einer bewegungsaktivierenden Lernumgebung an der PH umgesetzt. In Zusammenarbeit mit Grafik-Design-Studierenden wurde dazu eine adressatengerechte Informationskampagne entworfen.

Zur Bewertung der Qualität der Intervention wird im vierten Schritt des Projekts eine Prozess- und Ergebnisevaluation durchgeführt. Zentrale Indikatoren sind:

- Wissen zu Risiken sitzenden Verhaltens und Benefits leichter körperlicher Aktivität im Studienalltag,
- Reduktion sitzenden Verhaltens Studierender,
- Schaffung bewegungsaktivierender Lehr-Lernumgebungen an der Hochschule,
- Umsetzung und Institutionalisierung von Lehr- und Weiterbildungsangeboten für Studierende und Dozierende bezüglich einer bewegungsaktivierenden Gestaltung von Lehr-, Vortrags- und Seminar-Situationen.

Ergebnisse

Wesentliche Ergebnisse der Problemanalyse werden überblicksartig in Tabelle 1 veranschaulicht.

Tab. 1. *Zentrale Ergebnisse der Problemanalyse*

Analysezugang	Ergebnisse
Selektive Literaturrecherche	**Aussagen bzgl. Studierende** • Im Schnitt über 8 h Sitzzeit/Tag (Farinola & Bazan, 2011; Froböse & Wallmann-Sperlich, 2016; Rouse & Biddle, 2010) • Gesundheitsrisiken langen Sitzens sind ihnen weithin unbekannt (Deliens et al., 2015) • Ihr Sitzverhalten wird über zahlreiche Determinanten auf den Ebenen Individuum, soziale und physische Umwelt beeinflusst (Deliens et al., 2015) • Lehrveranstaltungsbesuche als ein zentraler Sitzanlass/Sitzzeitfaktor: ca. 15 h/Woche, meist in permanenter Sitzhaltung (Benzo et al., 2016; Horter et al., 2019; Middendorf et al., 2017) • Haben im Hochschulkontext bislang kaum Zugang zu bewegendem Mobiliar (z. B. Sitz-Stehpulte), obwohl sie gerne deutlich weniger sitzen und in Lehrveranstaltungen einen Wechsel zwischen Sitzen und Stehen bevorzugen würden (Benzo et al., 2016; Jerome et al., 2017) • Zur erfolgreichen Änderung ihres Sitzverhaltens bedürfen sie der Vermittlung von Selbstmanagementstrategien (Deliens et al., 2015) • Die soziale und organisatorische Norm „sitzen" ist bei ihnen am größten (Froböse & Wallmann-Sperlich, 2016)
Objektive Sitzzeitmessung + Sitztagebuch-Auswertung	Studierende der PH sitzen 11 h/Tag (ca. 65% der Wachzeit). **Hauptsitzanlässe (studienbezogen):** • Mediennutzung (Studium/Freizeit) • Lehrveranstaltungsbesuche • Passiver Transport mit Bus, Bahn, Auto
Studierenden-interviews	Subjektive Wahrnehmung Studierender: • Im Studienalltag wird viel gesessen – mehr als in der Freizeit: „Alles im Studium veranlasst zum Sitzen" • Soziale Norm: Aufstehen in Lehrveranstaltungen wäre „komisch", würde zu Störungen führen und Dozierende irritieren • Sitzen als habituelles Handeln • Längere Sitzzeiten werden als unangenehm empfunden
Dozierenden-interviews	• Geringe Sensibilität für Sitzunterbrechungen in der Lehre • Wissensdefizite bezüglich Gesundheitsrisiken langen Sitzens • Offenheit für bewegungsaktivierende Maßnahmen • Unsicherheit und fehlendes Methodenrepertoire bzgl. Integration von Bewegung/Sitzunterbrechung in eigene Lehrveranstaltungen
Teilnehmende-Beobachtung in Lehrveranstaltungen	Studierende sitzen meist durchgehend. In Bewegung sind lediglich die Dozierenden.

Die aus den Ergebnissen der Problemanalyse und des skizzierten Theorie- und Evidenzhintergrundes abgeleiteten Projektziele können Tabelle 2 entnommen werden.

Tab. 2. *Detaillierte Projektübersicht bzgl. Interventionsebenen, Projektziele und deren Umsetzung*

Ebenen	Zielbereiche	Umsetzung
Organisation	Strukturelle Verankerung und Vernetzung des Projekts in der Hochschule	Gründung eines interdisziplinären Steuerkreises
		Kooperationen mit Einrichtungen (z. B. BGM) und Studienfächern (z. B. Technik)
	Fachübergreifende Integration des Themas *Sitzzeitreduktion* in die Hochschullehre	Fachübergreifendes Studienangebot „bewegtes Lehren/Lernen"
		Studienfächer machen das Thema fachspezifisch zum Seminarinhalt
		Weiterbildungsangebote für Dozierende
	Ausbringung einer bewegten Lehre	Erstellung/Verbreitung von Handreichungen, Methodensammlungen, Videos für Lehrende mit Anregungen zum bewegten Lehren und zur Nutzung *bewegender Lehrräume*
Physische Umwelt	Schaffung eines steh- und bewegungsfreundlichen Hochschulsettings	(Ergänzende) Ausstattung von Lehrräumen, Aufenthaltsorten und Bibliothek mit Sitz-/Stehmobiliar
Individuum	Aufklärung Studierender bzgl. Gesundheitsrisiken langen Sitzens	Hochschulweite Informationskampagne
	Anregung Studierender zur Nutzung neuer Steh- und Bewegungsoptionen im Studienalltag	Umgebungshinweise (Postkarten, Sticker, Plakate, Roll-ups) auf Sitz/Steh-Mobiliar bzw. an neuen „Standorten" (z. B. Tischkicker) mit Informationen zu Vorteilen eines bewegten Studienalltags
	Befähigung Studierender zur Veränderung eigenen Sitzverhaltens	Qualifizierung Studierender zu „Sitz-Steh-Bewegungsberatern" (Rupp, 2019)
		Durchführung von Peer to Peer Beratungen zum Sitz/Steh-Bewegungsverhalten im Studium (Rupp, 2019)

Nachfolgend werden besondere Umsetzungsschwerpunkte und Innovationen von *Kopf-Stehen* herausgestellt. Eine Auflistung aller Umsetzungsmaßnahmen veranschaulicht Tabelle 2.

Die Hochschule unterstützt ab dem Sommersemester 2019 bewegungsaktives Lehren und Lernen durch ein anrechenbares Studienangebot in den Studiengängen der

PH: Studierende erlernen Strategien und Kompetenzen, um sowohl den eigenen Studienalltag als auch ihre späteren Lehr-/Vortrags-/Seminar-Situationen sitzzeitreduziert und bewegungsaktiv zu gestalten.
Zudem wird in Kooperation mit der Akademie für wissenschaftliche Weiterbildung an der PH eine hochschuldidaktische Weiterbildung „Bewegungsaktivierend lehren und lernen" angeboten (https://www.ph-akademie.de/hochschuldidaktik-2/). Sie qualifiziert Lehrende dazu, Bewegung lernwirksam und gesundheitsfördernd in die Lehre einzubinden. Dabei stehen nicht die im Hochschulkontext bereits bekannten Bewegungspausen im Mittelpunkt, sondern *bewegende Methoden*, die (Micro-)Bewegungen beiläufig und lernzeitbewahrend initiieren und ein *unterrichtsnahes Bewegen* ermöglichen. Beispiele hierfür sind *outdoor walking-Diskussionen* oder das *Ideenkarussell*, bei dem sich Studierende von Stellwand zu Stellwand bewegen, um dort ihre Ideen zu unterschiedlichen Fragestellungen zu visualisieren. Zur Dissemination dieses zentralen Projektgedankens steht die Weiterbildung als Inhouse-Angebot auch anderen Hochschulen offen.
Mit dem *Stehlabor* und dem *Active Learning Center* wurden an der PH zwei Lehrräume eingerichtet, die durch ihre spezielle Ausstattung mit Wackelhockern, Stehzubehör, mobilen Whiteboards, Wänden als Arbeitsflächen und rollbaren Sitz-Stehpulten ein bewegtes Lehren und Lernen gewährleisten.
Eine abschließende Ergebnisevaluation ist erst nach Projektende zu erwarten.

Diskussion

Durch das gewählte Mehrebenen-Vorgehen ist es gelungen, im Hochschulsetting vielzählige, sich gegenseitige ergänzende und dynamisierende Impulse zur Reduzierung sitzenden Verhaltens und zur Etablierung einer bewegten Lehre und eines bewegten Lernraums zu setzen. Die komplexe Umsetzung bedarf allerdings zeit- und arbeitsintensiver Abstimmungsprozesse. Erste Erfahrungen mit der Nutzung des bewegenden Mobiliars im normalen Lehrbetrieb verdeutlichen, dass eine bewegungsaktivierende Ausstattung von Lehrräumen nicht automatisch eine bewegte Lehre bedingt. Eine verstärkte Sensibilisierung und Weiterbildung Dozierender scheint an dieser Stelle unabdingbar, um eine bewegungsaktivierende Didaktik zu kultivieren und die etablierte *Sitzpädagogik* zu überwinden. Diese Verzahnung von umwelt- und individuumsbezogenen Maßnahmen entspricht einem sozialökologischen Verständnis und muss in der Umsetzung gelebt werden, damit der Wandel hin zu einer bewegten Hochschule gelingt.

Literatur

Becker, I., Wallmann-Sperlich, B., Rupp, R. & Bucksch, J. (2017). Interventionen zur Reduzierung sitzenden Verhaltens am Büroarbeitsplatz – eine systematische Literaturanalyse. *Gesundheitswesen*. Advance online publication. doi: https://doi.org/10.1055/s-0043-112746

Benzo, R. M., Gremaud, A. L., Jerome, M., & Carr, L. J. (2016). Learning to Stand: The Acceptability and Feasibility of Introducing Standing Desks into College Classrooms. *International Journal of Environmental Research and Public Health, 13*(8), 823. doi: 10.3390/ijerph13080823.

Bucksch, J., Wallmann-Sperlich, B. & Kolip, P. (2015). Führt Bewegungsförderung zu einer Reduzierung von sitzendem Verhalten? *Prävention und Gesundheitsförderung, 10*(4), 275–280.

Chastin, S. F. M., Egerton, T., Leask, C., & Stamatakis, E. (2015). Meta-analysis of the rela-tionship between breaks in sedentary behavior and cardiometabolic health. *Obesity (Silver Spring, Md.), 23*(9), 1800–1810.

Cwierdzinski, P. (2019). Von der bewegten Schule zur bewegten Lehrerbildung – eine Offerte. In E. Balz (Hrsg.), *Arbeitsbereich Sportpädagogik* (S. 161-172). Düren: Shaker Verlag.

Deliens, T., Deforche, B., Bourdeaudhuij, I. de, & Clarys, P. (2015). Determinants of physical activity and sedentary behaviour in university students: a qualitative study using focus group discussions. *BMC Public Health, 15*, 201. doi: https://doi.org/10.1186/s12889-015-1553-4

Farinola, M. G. & Bazan, N. E. (2011). Sedentary Behavior and Physical Activity in University Students: A Pilot Study. *Rev Argent Cardiol, 79*, 351–354.

Froböse, I. & Wallmann-Sperlich, B. (2016). *Der DKV Report 2016 „Wie gesund lebt Deutschland?"*. Düsseldorf: DKV.

Horter, J., Hoffmann, S., Sommoggy, J., Loss, J. & Tittelbach, S. (2019). Smart Moving: Bewegungs- und Sitzverhalten von Studierenden. In B. Wollesen (Hrsg.), *Abstractband zur Jahrestagung der dvs-Kommission Gesundheit 04.-06. April 2019 in Hamburg* (S. 62).

Jerome, M., Janz, K. F., Baquero, B., & Carr, L. J. (2017). Introducing sit-stand desks increases classroom standing time among university students. *Prev. Medicine Reports, 8*, 232–237.

Kolip, P. (2006). Evaluation, Evidenzbasierung und Qualitätsentwicklung. *Prävention und Gesundheitsförderung, 1*(4), 234–239.

Middendorff, E., Apolinarski, B., Becker, K., Bornkessel, P., Brandt, T., Heißenberg, S. & Poskowsky, J. (2017). *Die wirtschaftliche und soziale Lage der Studierenden in Deutschland 2016: Zusammenfassung zur 21. Sozialerhebung des Deutschen Studentenwerks – durchgeführt vom Deutschen Zentrum für Hochschul- und Wissenschaftsforschung*. Berlin: Bundesministerium für Bildung und Forschung (BMBF).

Neuhaus, M., Healy, G. N., Fjeldsoe, B. S., Lawler, S., Owen, N., Dunstan, D. W., & Eakin, E. G. (2014). Iterative development of Stand Up Australia: a multi-component intervention to reduce workplace sitting. *The International Journal of Behavioral Nutrition and Physical Activity, 11*, 21. doi: https://doi.org/10.1186/1479-5868-11-21

Owen, N., Sugiyama, T., Eakin, E. E., Gardiner, P. A., Tremblay, M. S., & Sallis, J. F. (2011). Adults' sedentary behavior determinants and interventions. *American Journal of Preventive Medicine, 41*(2), 189–196. doi: https://doi.org/10.1016/j.amepre.2011.05.013.

Patterson, R., McNamara, E., Tainio, M., Sá, T. H. de, Smith, A. D., Sharp, S. J., & Wijndaele, K. (2018). Sedentary behaviour and risk of all-cause, cardiovascular and cancer mortality, and incident type 2 diabetes: a systematic review and dose response meta-analysis. *European Journal of Epidemiology, 33*(9), 811–829.

Rouse, P. C. & Biddle, S. J. H. (2010). An ecological momentary assessment of the physical activity and sedentary behaviour patterns of university students. *Health Education Journal, 69*(1), 116–125.

Rupp, R. (2019). Sitzcoaching mit HKT als Beitrag zur Gesundheitsförderung Studierender an der Pädagogischen Hochschule Heidelberg. In W. Knörzer, W. Amler, S. Heid, J. Janiesch & R. Rupp (Hrsg.), *Das Heidelberger Kompetenztraining: Grundlagen, Methodik und Anwendungsfelder zur Entwicklung mentaler Stärke* (S. 135-142). Wiesbaden: Springer.

FRANZISKA KRAMER, SARAH LABUDEK, CARL-PHILIPP JANSEN,
CORINNA NERZ, LENA FLEIG, LINDY CLEMSON, CLEMENS BECKER &
MICHAEL SCHWENK

Entwicklung, Design und Pilotierung eines Gruppenkonzepts zum „Lifestyle-integrated Functional Exercise" (LiFE) Programm

Einleitung

Stürze zählen bei älteren Personen zu den Hauptrisikofaktoren eingeschränkter Gesundheit (WHO, 2018). Somit besteht ein hoher Bedarf für effektive Sturzpräventionsprogramme. Zwar belegt eine umfassende Übersichtsarbeit die kurzfristige Sturzratenreduktion durch strukturiertes Kraft- und Gleichgewichtstraining (Sherrington et al., 2019), allerdings bleiben langfristige positive Effekte wegen hoher Abbruchraten der Teilnehmer oftmals aus (Merom et al., 2012). Um die Adhärenz der Teilnehmer zu steigern bzw. Abbruchraten niedrig zu halten, wurde eine neuartige Trainingsform – das lebensstil-integrierte Training – mit Fokus auf die Sturzprävention entwickelt (Weber et al., 2018). Dieser Ansatz zielt darauf ab, die tägliche Routine in kurze, wiederkehrende Trainings- und Aktivitätseinheiten zu verwandeln und in den Alltag zu integrieren, wie beispielsweise das Einräumen der Spülmaschine anhand von Kniebeugen. Ziel ist es eine langfristige Verhaltensänderung hin zu einem durch Aktivität angereicherten Lebensstil zu schaffen. In dem Lifestyle-integrated Functional Exercise (LiFE) Programm (Clemson et al., 2012) lernen sturzgefährdete Personen ab 70 Jahren, wie sie Kraft- und Gleichgewichtsübungen in ihren Alltag integrieren können. LiFE erwies sich in einer umfangreichen, kontrollierten und randomisierten Studie strukturierten Trainingsansätzen als überlegen darin, die Kraft und Gleichgewichtsfähigkeit sowie die allgemeine körperliche Aktivität der Teilnehmer zu steigern und die Sturzrate zu reduzieren (Clemson et al., 2012). Des Weiteren wiesen Trainierende des LiFE-Programms im Vergleich zu jenen des strukturierten Trainings höhere Adhärenzraten auf (Clemson et al., 2012). Aufgrund der vielversprechenden Ergebnisse wäre eine flächendeckende Implementierung des LiFE-Programms wünschenswert, welche jedoch durch dessen individuelle, kostenintensive Vermittlung in Form von Hausbesuchen aktuell gehemmt wird. Ein gruppenbasierter Vermittlungsansatz könnte eine Lösung des Kostenproblems darstellen. Im Rahmen des LiFE-is-LiFE Projekts (Fördernummer: 01GL1705A-D) wurde ein speziell auf die flächendeckende Implementierung ausgerichtetes gruppenbasiertes LiFE-Konzept (gLiFE) entwickelt (Kramer et al., 2020). Neben Merkmalen, wie einem geringeren Trainer-Teilnehmer Verhältnis (TTV) sowie kostengünstigem, tragbarem Material integriert das gLiFE-Konzept zudem psychologische Theorien zur Verhaltensänderung, die die langfristige Aufrechterhaltung der Trainingsdurchführung unterstützen sollen.

Ziel dieses Beitrags ist es, die Kernelemente des neu entwickelten, theoriebasierten gLiFE-Konzepts vorzustellen sowie die Ergebnisse einer initialen Machbarkeitsstudie zu präsentieren.

Methode

Die Methode gliedert sich in zwei Teile, die Beschreibung des Entwicklungsprozesses von gLiFE und das methodische Vorgehen der initialen Machbarkeitsstudie des gLiFE-Konzepts.

Teil I: Entwicklungsprozess

Ein interdisziplinäres Forschungsteam modifizierte das bestehende individuelle Vermittlungskonzept von LiFE (Clemson et al., 2014) gemäß den Leitlinien für die Entwicklung von komplexen Interventionen (Medical Research Council Richtlinien; Craig et al., 2008). Das ursprüngliche, für ein Einzeltraining konzipierte LiFE-Vermittlungskonzept beinhaltet insgesamt 14 Kraft- und Gleichgewichtsübungen sowie verschiedene Strategien für die langfristige Alltagsintegrierung der Übungen. Sowohl die Reihenfolge der Übungseinführung als auch die Vermittlung der theoretischen Inhalte ist vom Trainer frei wählbar und unterliegen keiner einheitlichen Reihenfolge.
Um gLiFE kosteneffektiver zu gestalten und dennoch dem Gruppenformat gerecht zu werden, wurde das TTV auf 2:12 angelegt. Struktur und Inhalte der sieben gLiFE Einheiten (siehe Abb. 1) wurden so konzipiert, dass eine strukturierte Vermittlung im Rahmen von Public Health Ansätzen evidenzbasiert möglich ist. Dies umfasst einen festgelegten zeitlichen sowie theoretischen und praktischen Ablauf jeder gLiFE Einheit inklusive deren Beschreibung in einem Manual. Die zwei Säulen des gLiFE-Konzepts umfassen zum einen die LiFE-Übungen (praktisches Üben) und zum anderen die Verhaltensänderung (theoretische Einheiten). Beide Säulen sind so miteinander verbunden, dass die LiFE-Übungen mit Aspekten der Verhaltensänderung bzw. Gewohnheitsbildung, wie das Identifizieren von passenden Schlüsselsituationen im Alltag, in welche die Übungen durchgeführt werden können (z. B. beim Blumen gießen), miteinander verknüpft werden. Bereits bestehende Materialien des individuellen LiFE-Konzepts (Clemson et al., 2014) wurden an das Gruppensetting angepasst und im Hinblick auf Durchführbarkeit erweitert. Das entwickelte gLiFE-Konzept ist schematisch in Abbildung 1 dargestellt.
Um die Sicherheit der Teilnehmer während des Gruppentrainings zu gewährleisten, wurde auf etablierte methodische und didaktische Vermittlungsformen zurückgegriffen (Imel, 1999; Vogt & Töpper, 2011). Zur Förderung der Interaktion und Kommunikation zwischen den Teilnehmern und Trainern findet ein wesentlicher Teil von gLiFE im Stuhlkreis statt (Voelker & Lindermann, 2011). Verschiedene Methoden, wie das Visualisieren (nach Taylor et al., 1998) des Trainierens zu Hause wurden gewählt, um das fehlende häusliche Umfeld beim Erlernen der Übung zu kompensieren. In

Gruppendiskussionen haben die Teilnehmer die Möglichkeit, sich über ihre Fortschritte und Barrieren während des Trainierens zu Hause auszutauschen und sich gegenseitig mit Ideen zur Alltagsintegration der LiFE-Übungen zu motivieren.

Einheit		1	2	3	4	5	6	7
Ziel		Einführung	Finden der persönlichen Übung, Habitualisierung, Problemlösung					Langfristiger Erfolg mit LiFE
Hauptteil	Intro	Vorteile von körperlicher Aktivität	Bericht der Teilnehmer über positive Erfahrungen und größte Hürden bei der Durchführung von LiFE					
		Einführung von LiFE-Übungen und Prinzipien	Wiederholung der LiFE-Übungen, Anpassung des Übungsplans (Übung beibehalten/ändern/verwerfen?)					
			Theoretische Einheiten zur Verhaltensänderung					
			Schlüsselreize	Upgrading	Barrieren abbauen	Ressourcen zur Verhaltensänderung	Körperliche Aktivität	Wiederholung der LiFE-Übungen und theoretischen Einheiten zur Verhaltensänderung
			Einführung, Demonstration und Praktizierung von neuen LiFE-Übungen					
		-Tandemstand -Tandemgang -Aufstehen -Kniebeuge	-Lehnen -Zehengang	-Über Gegenstände steigen -Fersengang	-Mehr gehen -Treppen steigen	-Muskeln anspannen -Einbeinstand	-Seitwärts gehen -Weniger sitzen	
			Handlungsplanung (wo, wann, wie)					
	Ende		Zusammenfassung, Zielüberprüfung & offene Fragen					

Abb. 1. gLiFE-Konzept: Struktur und Inhalt der sieben gLiFE Einheiten.

Teil II: Machbarkeitsstudie

Im Anschluss an den Entwicklungsprozess wurde die Durchführbarkeit des gLiFE-Konzepts in einer Machbarkeitsstudie (ClinicalTrials.gov: NCT03412123) anhand quantitativer (Fragebogen) und qualitativer (Fokusgruppeninterview) Daten evaluiert.

Stichprobe

Für die initiale Testung von gLiFE wurde gemäß der angestrebten Gruppengröße von gLiFE (acht bis zwölf Teilnehmer) (Kramer et al., 2020) eine Stichprobe von mindestens acht zuhause lebenden Senior/innen angestrebt. Teilnahmevoraussetzung waren ein Alter von mindestens 65 Jahren, selbstständiges Erreichen des Studienzentrums und eine schriftliche Einwilligung zur Studienteilnahme. Ausgeschlossen wurden Personen mit chronischen oder akuten Krankheiten, welche die motorischen Fähigkeiten wesentlich beeinflussen sowie jene mit kognitiven Beeinträchtigungen gemäß CogTel-Fragebogen (Kliegel et al., 2007) und schweren Seh- oder Hörschäden.

Studienablauf

Vor Beginn der ersten gLiFE Einheit wurden Baseline-Charakteristika mittels Fragebogen erfasst. Eine Woche vor der ersten Gruppenstunde erhielten die Teilnehmer die deutsche Version des LiFE Teilnehmerhandbuchs (Clemson et al., 2018). Die sieben gLiFE Einheiten wurden von einer Haupttrainerin (Sportwissenschaftlerin) und einer Co-Trainerin (Psychologin) gemäß dem entwickelten Konzept durchgeführt. Die Dauer einer Einheit variierte zwischen 1,5 und 2 Stunden. Am Ende der letzten gLiFE Einheit wurden die Studienendpunkte mittels Fragebogen erfasst. Eine Woche nach Interventionsende führte eine nicht in die Studie involvierte Wissenschaftlerin ein Fokusgruppeninterview mit den Teilnehmern durch.

Deskriptive Messungen

Die Stichprobencharakteristika beinhalteten Angaben zu Geschlecht, Alter, BMI, höchsten Bildungsabschluss, Status der körperlichen Aktivität (über oder unter der Richtlinie der WHO (2010)), Schmerzniveau der letzten vier Wochen (1 (keine Schmerzen) bis 6 (sehr starke Schmerzen)), Auswirkungen von Schmerzen auf die Aktivitäten des täglichen Lebens, Sturzhistorie der letzten zwölf Monaten, Sturzverletzungen, wahrgenommenes Sturzrisiko (1 (weit unter dem Durchschnitt) bis 5 (weit über dem Durchschnitt)), Anzahl der Komorbiditäten sowie Kraft- (5-chair-rise Test, Bohannon et al., 1995) und Gleichgewichtskapazität (8-level balance scale (Bereich: 0-8), Clemson et al., 2012).

Quantitative und qualitative Datenerfassung

Die allgemeine Durchführbarkeit des gLiFE-Konzepts wurde anhand einer Skala von 1 (sehr gut) bis 6 (ungenügend) erhoben. Die Akzeptanz, definiert als die subjektive Einschätzung der Teilnehmer zur Nützlichkeit der Übungen zur Steigerung der Kraft (K), Gleichgewichtsfähigkeit (GW) und körperlichen Aktivität (KA) (1 (gar nicht hilfreich) bis 7 (sehr hilfreich)), die wahrgenommene Sicherheit (1 (sehr unsicher) bis 7 (sehr sicher)) sowie Implementierung der Übungen in den Alltag (1 (sehr schwer) bis 7 (sehr leicht)) wurden mittels eines speziell für LiFE entwickelten Fragebogens (Schwenk et al., 2019) erhoben. Die Adhärenz wurde als die Anzahl der in den Alltag integrierten LiFE-Übungen erfasst (Bereich: 0-14).

In einem semi-strukturierten Fokusgruppeninterview wurden weitere Informationen zur Akzeptanz des gLiFE-Konzepts hinsichtlich Gruppenformat, Struktur, Inhalt und verwendeter Materialien erhoben.

Datenanalyse

Die Stichprobencharakteristika sowie die quantitativen und qualitativen Daten werden als Median (*Mdn*) und Interquartilsabstand (*IQR*) berichtet. Die deskriptive Datenanalyse erfolgte mittels SPSS 24.0 (IBM, Armonk, NY, USA). Die Fokusgruppenaufzeichnungen wurden gemäß Mayring (2014) transkribiert und mittels induktiver qualitativer Inhaltsanalyse (Krippendorff, 2004) von zwei Autoren (FK, SL) unabhängig voneinander in NVivo11 (QRS International, Australien) analysiert und kodiert.

Ergebnisse

Sechs Teilnehmer (Mdn_{Alter} = 72,8, IQR=2,8; Mdn_{BMI} = 28,0, IQR = 2,3; 5 weiblich) nahmen an der Machbarkeitsstudie teil. Die Stichprobe war hinsichtlich Bildungsniveau, Aktivitätsstatus, Schmerzniveau, Sturzhistorie und Komorbiditäten heterogen. Die Teilnehmer schätzten ihr Sturzrisiko im Vergleich zu anderen Menschen ihres Alters und Geschlechts als durchschnittlich ein (Mdn = 2,5, IQR = 1,0). Gemäß den Schwellenwerten des 5-chair-rise Tests (Makizako et al., 2017) wies die Stichprobe jedoch ein erhöhtes Sturzrisiko auf (Mdn = 12,4, IQR = 4,2). Die Gleichgewichtsfähigkeit (Mdn = 5,0, IQR=0,8), gemessen durch die 8-level balance scale, war mit Stichprobenwerten aus vorangegangenen LiFE Studien vergleichbar (Clemson et al., 2012).

Quantitative Ergebnisse

Die allgemeine Durchführbarkeit des gLiFE-Konzepts wurde von den Teilnehmern als sehr gut bewertet (Mdn = 1,0, IQR = 1,0). Die vermittelten Kraft- und Gleichgewichtsübungen wurden zur Steigerung der K, GW und KA als nützlich wahrgenommen (Mdn_K = 6,5, IQR = 1,0; Mdn_{GW} = 6,5, IQR = 1,0; Mdn_{PA} = 6,0, IQR = 0,8). Das Trainieren in der Gruppe empfanden die Teilnehmer als sehr sicher (Mdn = 7,0, IQR = 0,3). Die Implementierung der Übungen in den Alltag bewerteten die Teilnehmer als eher leicht (Mdn = 5,5, IQR = 2,3) und integrierten während des Interventionszeitraums mehr als 75% der möglichen LiFE-Übungen in ihren Alltag (Mdn = 9,5, IQR = 4,0).

Qualitative Ergebnisse

Aufgrund der Erkrankung eines Teilnehmers nahmen an der Fokusgruppe fünf der sechs Teilnehmer teil. Die Teilnehmer bewerteten die Atmosphäre in den gLiFE Einheiten als „*sehr gut*" (w, 73 J.). Die Gruppengröße wurde von vier Teilnehmern als „*angenehm und gut*" (w, 68 J.) empfunden, eine Teilnehmerin hätte sich eine größere Gruppengröße gewünscht. Die Teilnehmer empfanden die Struktur des gLiFE-Konzepts als „*angenehm und gut durchdacht*" (w, 73 J.). Der Wechsel zwischen Theorieeinheiten und praktischem Üben wurde von den Teilnehmern als „*sehr positiv und effektiv*" (w, 68 J.) sowie „*für das Alter angemessen*" (w, 78 J.) wahrgenommen. Die verwendeten Materialien wurden zum Erlernen der Übungen als „*gut geeignet*" empfunden (w, 68 J.). Beispielsweise bewerteten die Teilnehmer das Teilnehmerhandbuch als eine sinnvolle Ergänzung zu den Erklärungen.

Diskussion

Dieser Beitrag liefert detaillierte Einblicke in die Kernelemente des neu entwickelten, theoriebasierten Gruppen LiFE-Programms und präsentiert Ergebnisse der durchgeführten initialen Machbarkeitsstudie des gLiFE-Konzepts.

Basierend auf Theorien und Ansätzen aus den Bereichen der Bewegungswissenschaft, Psychologie und Gesundheitsökonomie entwickelte ein interdisziplinäres Forschungsteam ein gLiFE-Konzept, welches das Potenzial zur flächendeckenden Implementierung aufweist. Das neu entwickelte gLiFE-Konzept ist nicht nur theoriebasiert konzipiert worden, sondern enthält auch detaillierte Informationen über die Vermittlung des gLiFE-Programms, was für eine flächendeckende Verbreitung im Public Health Bereich unerlässlich ist.

Die durchgeführte Machbarkeitsstudie liefert wichtige Hinweise zur sicheren und altersgerechten Durchführbarkeit von gLiFE. Die hohe Akzeptanz der Teilnehmer ist vergleichbar mit Ergebnissen aus anderen LiFE Machbarkeitsstudien (Clemson et al., 2012; Gibbs et al., 2015). Die Ergebnisse deuten darauf hin, dass das entwickelte gLiFE-Programm den Bedürfnissen und Fähigkeiten der Zielgruppe gerecht wird.

Ein zentraler Aspekt für die Durchführbarkeit eines Präventionsprogramms ist die Sicherheit. Die von den Teilnehmern wahrgenommene hohe Sicherheit in den gLiFE Einheiten deutet darauf hin, dass das entwickelte Lehrkonzept mit zwei Trainern und den gewählten Organisationsformen (wie Stuhlkreis, Reihe an der Wand, etc.) eine sichere Vermittlung des Programms gewährleistet.

Das Schlüsselelement von LiFE sind die 14 Übungen, welche die Teilnehmer individuell in ihren Alltag einbauen können. Die hohe Implementierungsrate von 75% steht im Einklang mit der berichteten geringen Schwierigkeit, die Übungen in den Alltag einzubauen. Dieses Ergebnis ist vergleichbar mit den Adhärenzraten einer vorangegangenen LiFE Studie, in der die Teilnehmer das LiFE-Programm in Form von Hausbesuchen erlernten (Schwenk et al., 2019). Folglich deuten die Ergebnisse darauf hin, dass die Implementierung der Übungen in den Alltag auch durch gLiFE erfolgreich umgesetzt werden kann, unter Berücksichtigung der kleinen Datenbasis der vorliegenden Pilotierung.

Hinsichtlich des Gruppensettings konnten andere Studien zeigen, dass das Trainieren mit Gleichaltrigen im Vergleich zu einem Einzeltraining Vorteile bezüglich Motivation, Freude und Spaß bieten kann (Beauchamp et al., 2018). Die positiven Aussagen der Fokusgruppe hinsichtlich Gruppensetting, Gruppengröße und Atmosphäre stehen im Einklang mit diesen Erkenntnissen. Die positive Rückmeldung der Teilnehmer zu Struktur, Inhalt, Aufteilung von Theorie und Praxis sowie verwendeten Materialien deutet darauf hin, dass das entwickelte didaktische Vermittlungskonzept für die angestrebte Zielgruppe geeignet ist.

Zusammenfassend deuten die Ergebnisse an, dass gLiFE ebenso durchführbar und geeignet ist wie das individuell vermittelte LiFE-Programm. Eine Aussage zur Effektivität kann anhand dieser Machtbarkeitsstudie jedoch nicht getroffen werden. Ob gLiFE im Vergleich zu LiFE genauso effektiv und kostengünstiger ist, wird derzeit in einer randomisierten Nichtunterlegenheitsstudie überprüft (Jansen et al., 2018). Die Studienergebnisse liegen frühestens im Herbst 2020 vor.

Literatur

Beauchamp, M. R., Ruissen, G. R., Dunlop, W. L., Estabrooks, P. A., Harden, S. M., Wolf, S. A., Liu, Y., Schmader, T., Puterman, E., Sheel, A. W., & Rhodes, R. E. (2018). Group-based physical activity for older adults (GOAL) randomized controlled trial: Exercise adherence outcomes. *Health Psychol, 37*(5), 451-461.

Bohannon, R. W. (1995). Sit-to-stand test for measuring performance of lower extremity muscles. *Percept Mot Skills, 80*(1), 163-166.

Clemson, L., Fiatarone Singh, M. A., Bundy, A., Cumming, R. G., Manollaras, K., O'Loughlin, P., & Black, D. (2012). Integration of balance and strength training into daily life activity to reduce rate of falls in older people (the LiFE study): randomised parallel trial. *Bmj, 345*, e4547.

Clemson, L., Munro, J., & Fiatarone Singh, M. A. (2014). *Lifestyle-integrated Functional Exercise (LiFE) program to prevent falls: trainer's manual*. Sydney: Sydney University Press.

Clemson, L., Munro, J., Fiatarone Singh, M. A., Schwenk, M., & Becker, C. (2018). *Aktiv und sicher durchs Leben mit dem LiFE Programm*. Berlin: Springer-Verlag.

Craig, P., Dieppe, P., Macintyre, S., Michie, S., Nazareth, I., & Petticrew, M. (2008). Developing and evaluating complex interventions: the new Medical Research Council guidance. *Bmj, 337*.

Imel, S. (1999). Using groups in adult learning: theory and practice. *J Contin Educ Health Prof, 19*(1), 54-61.

Jansen, C.-P., Nerz, C., Kramer, F., Labudek, S., Klenk, J., Dams, J., König, H.-H., Clemson, L., Becker, C., & Schwenk, M. (2018). Comparison of a group-delivered and individually delivered lifestyle-integrated functional exercise (LiFE) program in older persons: a randomized noninferiority trial. *BMC Geriatr, 18*(1), 267.

Kliegel, M., Martin, M., & Jäger, T. (2007). Development and validation of the Cognitive Telephone Screening Instrument (COGTEL) for the assessment of cognitive function across adulthood. *J. Psychol., 141*(2), 147-170.

Kramer, F., Labudek, S., Jansen, C.-P., Nerz, C., Fleig, L., Clemson, L., Becker, C., & Schwenk, M. (2020). Development of a conceptual framework for a group-based format of the Lifestyle-integrated Functional Exercise (gLiFE) programme and its initial feasibility testing. *Pilot and Feasibility Studies, 6*(1), 6.

Krippendorff, K. (2004). Reliability in content analysis. *Hum. Commun. Res., 30*(3), 411-433.

Makizako, H., Shimada, H., Doi, T., Tsutsumimoto, K., Nakakubo, S., Hotta, R., & Suzuki, T. (2017). Predictive Cutoff Values of the Five-Times Sit-to-Stand Test and the Timed "Up & Go" Test for Disability Incidence in Older People Dwelling in the Community. *Phys Ther, 97*(4), 417-424.

Mayring, P. (2014). *Qualitative content analysis: theoretical foundation, basic procedures and software solution*. . Klagenfurt. https://nbn-resolving.org/urn:nbn:de0168-ssoar-395173.

Merom, D., Pye, V., Macniven, R., van der Ploeg, H., Milat, A., Sherrington, C., Lord, S., & Bauman, A. (2012). Prevalence and correlates of participation in fall prevention exercise/physical activity by older adults. *Prev Med, 55*(6), 613-617.

Schwenk, M., Bergquist, R., Boulton, E., Van Ancum, J. M., Nerz, C., Weber, M., Barz, C., Jonkman, N. H., Taraldsen, K., Helbostad, J. L., Vereijken, B., Pijnappels, M., Maier, A. B., Zhang, W., Becker, C., Todd, C., Clemson, L., & Hawley-Hague, H. (2019). The adapted lifestyle-integrated functional exercise program for preventing functional decline in young seniors: development and initial evaluation. *Gerontology, 65*(4), 362-374.

Sherrington, C., Fairhall, N. J., Wallbank, G. K., Tiedemann, A., Michaleff, Z. A., Howard, K., Clemson, L., Hopewell, S., & Lamb, S. E. (2019). Exercise for preventing falls in older people living in the community. *Cochrane Database of Systematic Reviews*(1).

Taylor, S. E., Pham, L. B., Rivkin, I. D., & Armor, D. A. (1998). Harnessing the imagination: mental simulation, self-regulation, and coping. *Am. Psychol., 53*, 429-439.

Voelker, C., & Lindermann, T. (2011). *Physiotherapie: Didaktik und Methodik für Bewegungsgruppen*. Berlin: Cornelsen.

Vogt, L., & Töpper, A. (2011). *Sport in der Prävention: Handbuch für Übungsleiter, Sportlehrer, Physiotherapeuten und Trainer. In Kooperation mit dem Deutschen Olympischen Sportbund*. Köln: Deutscher Ärzte-Verlag.

Weber, M., Belala, N., Clemson, L., Boulton, E., Hawley-Hague, H., Becker, C., & Schwenk, M. (2018). Feasibility and Effectiveness of Intervention Programmes Integrating Functional Exercise into Daily Life of Older Adults: A Systematic Review. *Gerontology, 64*(2), 172-187.
WHO (2010). *Global recommendations on physical activity for health.* Retrieved from Switzerland:
WHO (2018). *Falls.* Accessed on 16.01.2018 retrieved from https://www.who.int/news-room/factsheets/detail/falls.

SILVAN RUDNIK, ALESSANDRO GULBERTI, HANNA BRAASS,
CHRISTIAN GERLOFF, MONIKA PÖTTER-NERGER & BETTINA WOLLESEN

Einfluss eines Dual-Task Trainings auf das gesundheitliche Wohlbefinden bei Patienten mit Morbus Parkinson

Einleitung

Morbus Parkinson (PD) ist nach Morbus Alzheimer die zweithäufigste neurodegenerative Erkrankung (Oliver et al., 2016). Weltweit sind zwei Prozent der Bevölkerung im Alter von über 60 Jahren betroffen. In der zunehmend älter werdenden Gesellschaft spielt PD somit eine bedeutende Rolle.

Die Degeneration dopaminerger Neurone in der Substantia nigra pars compacta wird bei PD als ein Schlüsselprozess in der Pathogenese motorischer als auch nicht-motorischer Symptome verstanden. Der resultierende Dopaminmangel in den subkortiko-kortikalen, segregierten, parallelen Basalganglienschleifen führt nicht nur zu einer Beeinträchtigung automatisierter und volitionaler Bewegungsabläufe, sondern auch zu exekutiven, kognitiven Funktionsstörungen (Petzinger et al., 2015; Leh et al., 2010) oder Störungen des Antriebs und Emotionen (Leh et al., 2010). Zudem ist durch die Funktionseinschränkung der Basalganglien u. a. die Integration kognitiver und motorischer Informationen gestört.

Weiterhin nimmt das Krankheitsbild Einfluss auf den komplexen, motorischen Bewegungsablauf des Gehens. Das Gangbild bei PD ist gekennzeichnet durch eine reduzierte Ganggeschwindigkeit, eine verminderte Schrittlänge bei erhaltener oder kompensatorisch erhöhter Schrittfrequenz mit einem Verlust an Automatizität (Hausdorf et al., 2009; Ricciardi et al., 2015), einer erhöhten Schrittvariabilität sowie einer erhöhten Gangasymmetrie (Ricciardi et al., 2015; Nutt et al., 2011). Ein Teilsymptom der Gangstörung stellt das „Freezing" dar, welches definiert ist als eine kurze Episode, in der es dem Patienten nicht möglich ist, einen effektiven, propulsiven Schritt in einer Vorwärtsbewegung durchzuführen. Die Gangstörungen und das Freezing führen bei PD Patienten zu einer erheblichen Einschränkung der Lebensqualität, Stürzen und Hospitalisierungen (Michalowska et al., 2005). Die Patienten verlieren über die Einschränkung des Gangbildes eine wichtige Fähigkeit, die komplexen Anforderungen des Alltags zielführend und erfolgreich zu bewältigen (Poliakoff & Smith-Spark, 2008; Foster & Hershey, 2011). Letztendlich trägt die zunehmende Immobilität und reduzierte Alltagsfunktionalität dazu bei, dass das körperliche und psychische Wohlbefinden weiter abnehmen.

In vorangegangenen Studien konnte nachgewiesen werden, dass über ein spezifisches, gezieltes Dual-Task Training (DT-Training) das Gangbild und die assoziierten Alltagsfunktionen erhalten und verbessert werden können (u. a. De Freitas et al., 2018). Es wird angenommen, dass ein Verlust an Automatizität des Gehens durch eine erhöhte kognitive Kontrolle und Aufmerksamkeit kompensiert werden kann, auf die das Training abzielt (Maidan et al., 2016). Beim Dual-Task Training wird über das gleichzeitige Ausführen einer motorischen Aufgabe, wie z. B. Gehen und einer kognitiven Aufgabe (z. B. Rechnen) die Aufmerksamkeitsleistung der Betroffenen geschult und verbessert. Allerdings fehlen den meisten eingesetzten Dual-Task Trainingsformen Elemente, wie eine progressive Steigerung des Trainingsumfangs und Aufgabenschwierigkeit sowie Aufgabenbewältigungsstrategien (Wollesen & Voelcker-Rehage, 2014). Auch befassten sich wenige Untersuchungen mit der Auswirkung des Dual-Task Trainings auf das gesundheitliche Wohlbefinden. Die hier vorliegende Studie untersucht daher die Fragestellung, ob ein progressives Dual-Task Training (Steigerung des Umfangs und der Aufgabenschwierigkeit) das gesundheitliche Wohlbefinden bei Patienten mit PD positiv beeinflusst.

Methode

Studiendesign

Diese monozentrische, prospektive Machbarkeitsstudie untersucht den Einfluss eines spezifischen DT-Trainings auf das gesundheitliche Wohlbefinden. Ein positives Ethikvotum der Ethikkommission des Universitätsklinikums Hamburg-Eppendorf (UKE) lag zum Zeitpunkt der Rekrutierung unter der Nummer PV5281 vor.

Beschreibung der Stichprobe

Es wurde eine Stichprobengröße von 17 Probanden mit idiopathischen Parkinson Syndrom (IPS) im Hoehn und Yahr Stadium 1-3 (H&Y; Hoehn & Yahr, 1967) und konstanter Medikation (keine Änderung in den letzten 4 Wochen) für die Machbarkeitsstudie untersucht (vgl. Tab. 1). Der Frauenanteil lag bei 17,65%. Die Studienteilnehmer wurden im Vorwege über die Ziele und Inhalte der Studie aufgeklärt. Zur Ermittlung der Studieneignung wurden anthropometrische Daten und Krankheitshistorie durch Fragebögen erhoben sowie ein Basisassessment durchgeführt. Das Assessment enthielt die Erfassung des körperlichen und psychischen Wohlbefindens (SF-12; Jenkinson & Layte, 1997), die Bestimmung der Sturzangst durch den Falls Efficacy Scale Interantional Version (FES-I; Yardley et al., 2005) und die Feststellung von Freezing durch den Freezing of Gait Questionaire (FOG-Q; Giladi et al., 2000). Zusätzlich wurde die Handkraft mit einem Handdynamometer und die kognitiven Fähigkeiten mit Hilfe des Montreal Cognitive Assessment (MoCA; Nasreddine et al., 2005) ermittelt.

Messinstrumente

Körperliches und psychisches Wohlbefinden

Der Fragebogen SF-12 erfasste das psychische und das körperliche Wohlbefinden. Die beiden Subskalen des SF-12 bestehen jeweils aus sechs Items der acht ursprünglichen Ebenen des SF-36. Der resultierende Score beschrieb die gesundheitsbezogene Lebensqualität (Quality of Life, QOL) der Teilnehmer, bezogen auf die vergangenen vier Wochen (Morfeld & Bullinger, 2008).

Tab. 1. Stichprobenbeschreibung

Variablen	Gesamt (n = 17)	Frauen (n = 3)	Männer (n = 14)
Alter (Jahre)[1]	70,06 (7,41)		
Gewicht (kg)[1]	83,18 (15,04)	64,67 (5,69)	87,14 (13,32)
Größe (cm)[1]	173,94 (7,77)	166,33 (8,08)	175,57 (6,93)
BMI (kg/m²)[2]	27,36 (3,68)	23,56 (3,98)	28,18 (3,19)
Handkraft links (kg)[3]	31,8 (10,0)	23,3 (2,9)	33,6 (10,1)
Handkraft rechts (kg)[3]	35,3 (11,4)	24,3 (5,7)	37,8 (11,0)
H&Y (Stadium 0-5)[4]	2,3 (0,6)	2,4 (0,6)	2,3 (0,5)
FOG-Q (Score von 0-24)[5]	9,0 (5,5)	4,3 (7,5)	10,0 (4,8)
MoCA (Score von 30)[6]	25,5 (2,6)	25,7 (1,5)	25,4 (2,8)

1: Anthropometrische Daten mittels Befragung ermittelt. 2: Body-Mass-Index (BMI) ermittelt aus Körpergewicht (kg)/ Körpergröße² (m²). 3: Handkraft in kg mit Handdynamometer (Modell SH5001) erfasst. 4: Hoehn & Yahr Stadium zwischen 0-5. 5: Freezing of Gait questionaire (FoG-Q) Score zwischen 0-24. 6: Montreal Cognitive Assessment MoCA (MoCA) Score zwischen 30 und 0.

Sturzangst

Der Fragebogen „Falls Efficacy Scale international" (FES-I) erfasste die Sturzangst mit 16 Items (Yardley et al., 2005). Der Fragebogen korreliert mit dem ursprünglichen FES und dem FES short (r > 0,90) und besitzt eine gute Sensitivität (SRM 0,21-0,74) (Kempen et al., 2008; Hauer et al., 2011).

Freezing of Gait

Der FOG-Q bewertet die Ausprägung des Freezings (Giladi et al., 2000). Die Reliabilität sowie wie die interne Reliabilität des Fragebogens ist hoch (Cronbachs α = 0,94; Cronbachs α = 0,89; Giladi et al., 2009). Es konnten moderate bis hohe Korrelationen zum H&Y Stadium nachgewiesen werden (Giladi et al., 2009).

Kognitive Funktionen

Der MoCA Fragebogen ist ein Screening-Verfahren zur Erfassung kognitiver Einschränkungen (Nasreddine et al., 2005). Die interne Konsistenz beträgt bei Cronbachs α = 0,83, die Test-Retest Reliabilität nach fünf Wochen bei rtt = 0,92 und die Paralleltest-Reliabilität liegt bei rtt = 0,73 (Nasreddine et al., 2005).

Handkraft

Die Messung der Handkraft erfolgte mit einem hydraulischen Handdynamometer (Modell SH5001, Saehan Corporation, Masan, Südkorea) aufrecht auf einem Stuhl sitzend. Die Schulter-, Unterarm- und Handgelenksstellung war neutral und der Arm am Oberkörper mit einem Ellenbogenwinkel von 90° angelegt.

Intervention

Im Training absolvierten die Probanden vorrangig Doppelaufgaben während des Gehens. Ziel des Trainings war es, das Bewältigen von simultanen Aufgabenanforderungen von Alltagssituationen sowie die Koordination zu verbessern, insbesondere das Gleichgewicht und die Reaktionsfähigkeit in bewegten Situationen des Alltags.

Das Training der vier Termine umfasste: alltägliche motorische Fähigkeiten in Kombination mit Wissenserwerb zur Reduktion des eigenen Sturzrisikos. Nach einer Gewöhnung an die Aufgabeninhalte wurden Dual-Task-Aspekte integriert. Ab Training 2.-4. wurden Aufgaben-Priorisierung, Taskwechsel und der Transfer in Alltagssituationen über Instruktionen und Bewegungsaufgaben hinzugefügt. Das Trainingsprogramm in 1:1-Betreuung über ausgebildete Sportwissenschaftler/innen integrierte eine individualisierte Progression der Gehstrecke sowie Erhöhung der Aufgabenschwierigkeit. Es wurden bis zu maximal 40 Gangbahnen bzw. 1000 Meter Gangstrecke absolviert.

Statistik

Die statistische Auswertung erfolgte unter Anwendung der Datenanalysesoftware SPSS 24.0 (IBM Corp. Released 2016, Version 24.0. Armonk, NY: IBM Corp.) mittels einfaktorieller ANOVA mit Messwiederholung und Bonferoni Korrektur. Anhand deskriptiver Statistik wurden die anthropometrischen Daten sowie für die Fragebögen, Handkraftwerte die Mittelwerte (MW) und Standardabweichungen (SD) ermittelt.

Ergebnisse

Die Tabelle 2 zeigt die Auswertung der erhobenen Fragebögen vor und nach der Intervention. Der FES-I Score sowie die Handkraft veränderten sich zur Ausgangsmessung nicht signifikant im Vergleich zur Eingangsmessung (vgl. Tab. 2). Der physische SF-12 Score erhöhte sich signifikant um 4,1 Punkte von 39,7 auf 43,8 Punkte. Der psychische Score des SF-12 erhöhte sich ebenfalls um 1,2 Punkte.

Tab. 2. *Pre-Post Vergleich des gesundheitlichen Wohlbefindens, FES-I sowie Handkraft (MW & SD)*

Variable	Eingangsmessung (N = 17)	Ausgangsmessung (N = 17)	Mittlere Differenz (Post-Pre) (95% CI der Differenz)	$F_{(df1,df2)}$, *p*-Wert, $peta^2$
SF-12 physisch (Summenscore)	39,7 (8,6)	43,8 (8,9)	4,08 [1,05; 7,11]	$F_{(1,16)}$ = 8,166, **p = 0,011**, $peta^2$ = 0,338
SF-12 psychisch (Summenscore)	46,2 (9,6)	47,4 (8,5)	1,17 [-3,21; 5,55]	$F_{(1,16)}$ = 0,321, *p* = 0,579, $peta^2$ = 0,020
Handkraft linke Hand (kg)	31,76 (10,01)	29,46 (10,12)	-0,62 [-3,49; 2,26]	$F_{(1,12)}$ = 0,218, *p* = 0,649, $peta^2$ = 0,018
Handkraft rechte Hand (kg)	35,25 (11,41)	32,62 (11,87)	-1,00 [-4,08; 2,08]	$F_{(1,11)}$ = 0,512, *p* = 0,489, $peta^2$ = 0,044
FES-I (Summenscore)	23,5 (5,1)	23,5 (5,0)	0,00 [-2,09; 2,09]	$F_{(1,16)}$ < *0,001*, p > 0,999, $peta^2$ = < 0,001

Diskussion

Ziel der Studie war es, die Machbarkeit eines Dual-Task Trainings mit Steigerung im Umfang und Aufgabenschwierigkeit auf das gesundheitliche Wohlbefinden bei Patienten mit PD zu untersuchen. Als primäre Outcomes adressierte die Studie qualitätsbezogene Lebensparameter (körperliches und psychisches Wohlbefinden, Bedenken zu Stürzen).

Der Einfluss eines körperlichen Trainings auf die Lebensqualität bei PD Patienten konnte bisher noch nicht zufriedenstellend erfasst werden (Ahn et al., 2017). Die Patienten dieser Studie zeigten nach dem Training ein gesteigertes körperliches Wohlbefinden und berichteten reduzierte körperliche Probleme bei der Bewältigung ihres Alltags.

Anders als zu früheren Untersuchungen mit dem Fokus auf motorische Funktionen und damit verbundenen Aktivitäten des täglichen Lebens (ADL) adressierte diese Untersuchung analog zu Nieuwboer et al. (2007) auch Aspekte der QOL. So konnte die hier dargestellte Doppelaufgabenintervention neben motorischen Verbesserungen auch das dazu gehörige körperliche Wohlbefinden steigern. Es ist zu vermuten, dass die gesteigerte körperliche Aktivität mit zugehörigen Anpassungen die körperliche Fitness erhöhte und damit zu einer gesteigerten Vitalität beitrug. Ähnliche Ergebnisse zeigte ferner die Untersuchung von Ginis et al. (2016), der ein Haustrainingsprogramm via App mit einem physiotherapeutischen Trainingsprogramm verglich.

Analog zu früheren Studienergebnissen veränderte sich die Befürchtung zu stürzen jedoch nicht (Ginis et al., 2016; Conradsson et al., 2015). Da jedoch keine Zunahme der Sturzangst beobachtet wurde, ist davon auszugehen, dass das DT Training die mit Sturzrisiko assoziierten Bedenken zu Stürzen auf dem Eingangsniveau festigt.

Zusammenfassend belegen die Ergebnisse dieser Studie ein verbessertes, körperliches Wohlbefinden sowie ein unverändertes psychisches Wohlbefinden. Da alle anderen Behandlungen im Interventionszeitraum nicht verändert wurden, ist zu vermuten, dass diese Steigerung der Lebensqualität bei Patienten mit PD aus dem DT-Training resultiert.

Demnach trägt das Dual-Task Training dazu bei, das gesundheitliche Wohlbefinden und die damit verbundene Lebensqualität, durch gesteigerte Fähigkeiten zur Alltagsbewältigung, zu stabilisieren und zu erhöhen. Weitere Untersuchungen sollten klären, wie sich ein Dual-Task Training über einen längeren Zeitraum auf die gesundheitlichen Parameter Auswirken, und ob Langzeiteffekte nach Beendigung des Trainings erhalten bleiben.

Literatur

Ahn, S., Chen, Y., Bredow, T., Cheung1, C., & Yu, F. (2017). Effects of Non-Pharmacological Treatments on Quality of Life in Parkinson's Disease: A Review. *Journal of Parkinson's Disease and Alzheimer's Disease*, 4(1) 1-10.
Bonelli, R. M., & Cummings, J. L. (2007). Frontal-subcortical circuitry and behavior. *Dialogues in Clinical Neuroscience*, 9(2), 141–51.

Conradsson, D., Löfgren, N., Nero, H., Hagströmer, M., Ståhle, A., Lökk, J., & Franzén, E. (2015). The Effects of Highly Challenging Balance Training in Elderly with Parkinson's Disease. *Neurorehabilitation and Neural Repair, 29*(9), 827-836.

De Freitas, T. B., Leite, P. H. W., Doná, F., Pompeu, J. E., Swarowsky, A., & Torriani-Pasin, C. (2018). The effects of dual task gait and balance training in Parkinson's disease: a systematic review. *Physiotherapy Theory and Practice*, 3, 1-9.

Foster, E. R., & Hershey, T. (2011): Everyday Executive Function Is Associated With Activity Participation in Parkinson Disease Without Dementia. *OTJR: 31*(1), 16-22.

Giladi, N., Tal, J., Azulay, T., Rascol, O., Brooks, D. J., Melamed, E., ..., & Tolosa, E. (2009). Validation of the freezing of gait questionnaire in patients with Parkinson's disease. *Movement Disorders, 24*(5), 655-661.

Giladi, N., Shabtai, H., Simon, E. S., Biran, S., Tal, J., & Korczyn, A. D. (2000). Construction of freezing of gait questionnaire for patients with Parkinsonism. *Parkinsonism & Related Disorders, 6*(3), 165-170.

Ginis, P., Nieuwboer, A., Dorfman, M., Ferrari, A., Gazit, E., Canning, & C. G Mirelman, A. (2016). Feasibility and effects of home-based smartphone-delivered automated feedback training for gait in people with Parkinson's disease: A pilot randomized controlled trial. *Parkinsonism & Related Disorders, 22,* 28-34.

Hauer, K. A., Kempen, G., Schwenk, M., Yardley, L., Beyer, N., Todd, C., ... Zijlstra, G. A. R. (2011). Validity and sensitivity to change of the falls efficacy scales international to assess fear of falling in older adults with and without cognitive impairment. *Gerontology, 57*(5), 462-72.

Hausdorff J. M. (2009). Gait dynamics in Parkinson's disease: common and distinct behavior among stride length, gait variability, and fractal-like scaling. *Chaos, 19,* 026113.

Hoehn, M. M., & Yahr, M. D. (1967). Parkinsonism: onset, progression and mortality. *Neurology, 17,* 427-442.

Jenkinson, C., & Layte, R. (1997). Development and testing of the UK SF-12 (short form health survey) *J. Health Serv. Res. Policy, 2*(1), 14-18

Kempen, G. I. J. M., Yardley, L., van Haastregt, J. C. M., Zijlstra, G. A. R., Beyer, N., Hauer, K., & Todd, C. (2008). The Short FES-I: a shortened version of the falls efficacy scale-international to assess fear of falling. *Age and Ageing, 37*(1), 45-50.

Leh, S. E., Petrides, M., & Strafella, A. P. (2010). The Neural Circuitry of Executive Functions in Healthy Subjects and Parkinson's Disease. *Neuropsychopharmacology, 35*(1), 70.

Maidan, I., Nieuwhof, F., Bernad-Elazari, H., Reelick, M. F., Bloem, B. R., Giladi, N., ... Mirelman, A. (2016). The Role of the Frontal Lobe in Complex Walking Among Patients with Parkinson's Disease and Healthy Older Adults: An fNIRS Study. *Neurorehabilitation and Neural Repair, 30*(10), 963-971.

Michalowska, M., Fiszer, U., Krygowska-Wajs, A., & Owczaresk, K. (2005). Falls in Parkinson's disease: causes and impact on quality of life. *Functional Neurology, 20*(4), 163-168.

Morfeld, M., & Bullinger, M. (2008). Der SF-36 Health Survey zur Erhebung und Dokumentation gesundheitsbezogener Lebensqualität. *Physikalische Medizin, Rehabilitationsmedizin, Kurortmedizin, 18*(5), 250-255.

Nasreddine, Z. S., Phillips, N. A., Bédirian, V., Charbonneau, S., Whitehead, V., Collin, I., ..., & Chertkow, H. (2005). The Montreal Cognitive Assessment, MoCA: A Brief Screening Tool For Mild Cognitive Impairment. *Journal of the American Geriatrics Society, 53*(4), 695-699.

Nieuwboer, A., Kwakkel, G., Rochester, L., Jones, D., van Wegen, E., Willems, A. M., ..., & Lim, I. (2007). Cueing training in the home improves gait-related mobility in Parkinson's disease: the RESCUE trial. *Journal of Neurology, Neurosurgery, and Psychiatry, 78*(2), 134-40.

Nutt, J. G., Bloem, B. R., Giladi, N., Hallett, M., Horak, F. B., & Nieuwboer, A. (2011). Freezing of gait: moving forward on a mysterious clinical phenomenon. *Lancet Neurol, 10*(8), 734-744.

Oliver, D. J., Borasio G. D., & Caraceni, A. (2016) A consensus review on the development of palliative care for patients with chronic and progressive neurological disease. *Eur J Neurol, 23*(1), 30-38

Petzinger, G. M., Holschneider, D. P., Fisher, B. E., McEwen, S., Kintz, N., Halliday, M., ..., & Jakowec, M. W. (2015). The Effects of Exercise on Dopamine Neurotransmission in Parkinson's Disease: Targeting Neuroplasticity to Modulate Basal Ganglia Circuitry. *Brain, 1*(1), 29-39

Poliakoff, E., Smith-Spark, J., James H. (2008). Everyday cognitive failures and memory problems in Parkinson's patients without dementia. *Brain and cognition, 67*(3), 340-350.

Ricciardi, L., Ricciardi, D., Lena, F., et al. (2015). Working on asymmetry in Parkinson's disease: randomized, controlled pilot study. *Italian journal of neurological sciences, 36*(8), 1337-1343.

Wollesen, B., & Voelcker-Rehage, C. (2014). Training effects on motor–cognitive dual-task performance in older adults. *European Review of Aging and Physical Activity, 11*(1), 5.

Yardley, L., Beyer, N., Hauer, K., Kempen, G., Piot-Ziegler, C., & Todd, C. (2005). Development and initial validation of the Falls Efficacy Scale-International. *Age and Ageing, 34(6)*, 614–9.

Yogev, G., Giladi, N., Peretz, C., Springer, S., Simon, E. S., & Hausdorff, J. M. (2005). Dual tasking, gait rhythmicity, and Parkinson's disease: which aspects of gait are attention demanding? *European journal of neuroscience, 22*(5), 1248-1256.

Verzeichnis der Erstautorinnen und -autoren

BAUMANN, HANNES
Universität Hamburg
✉ hannes.baumann@uni-hamburg.de

BISCHOFF, LAURA L.
Universität Hamburg
✉ laura.bischoff@uni-hamburg.de

CORDES, THOMAS
Universität Hamburg
✉ thomas.cordes@uni-hamburg.de

FLEUREN, TOBIAS
Eberhard Karls Universität Tübingen
✉ tobias.fleuren@uni-tuebingen.de

GRÄF, JULIA
Universität Hamburg
✉ julia.graef@uni-hamburg.de

GUTSCH, CAROLIN
Universität Hamburg
✉ carolin.hold@uni-hamburg.de

HELTEN, JESSICA
Universität Bayreuth
✉ Jessica.horter@uni-bayreuth.de

JÄGER, DANIEL
Universität Hamburg
✉ d.jaeger1991@gmx.de

KRAMER, FRANZISKA
Universität Heidelberg
✉ Kramer@nar.uni-heidelberg.de

LINDEMANN, UTA
Universität Bielefeld
✉ ulindemann@uni-bielefeld.de

OTTO, ANN-KATHRIN
Universität Hamburg
✉ ann-kathrin.otto@uni-hamburg.de

PREUß, MANUELA
Universität Bonn
✉ mp@uni-bonn.de

RANDL, KATHRIN
Georg-August-Universität Göttingen
✉ kathrin.randl@sport.uni-goettingen.de

RUDNIK, SILVAN
Universität Hamburg
✉ silvan.rudnik@uni-hamburg.de

RUPP, ROBERT
Universität Heidelberg
✉ rupp@ph-heidelberg.de

SCHUBERT, TIM
Helmut-Schmidt-Universität Hamburg
✉ tim.schubert@hsu-hh.de

SCHUMACHER, NILS
Universität Hamburg
✉ nils.schumacher@uni-hamburg.de

SCHÜLER-HAMMER, STEFANIE
Internationale Studien- und Berufsakademie, Freiburg
✉ s.schueler-hammer@isba-freiburg.de

VOGEL, OLIVER
Goethe-Universität Frankfurt
✉ Vogel@sport.uni-frankfurt.de

Deutsche Vereinigung für Sportwissenschaft

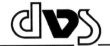

Die Deutsche Vereinigung für Sportwissenschaft (dvs) ist ein Zusammenschluss der an sportwissenschaftlichen Einrichtungen in Lehre und Forschung tätigen Wissenschaftler/innen, vorwiegend aus Deutschland, Österreich und der Schweiz. Die dvs wurde 1976 in München gegründet und verfolgt das Ziel, die Sportwissenschaft zu fördern und weiterzuentwickeln. Sie sieht ihre Aufgabe insbesondere darin

- die sportwissenschaftliche Forschung anzuregen und zu unterstützen,
- gute wissenschaftliche Praxis auf der Grundlage berufsethischer Grundsätze zu sichern,
- die wissenschaftliche Kommunikation zwischen verschiedenen Disziplinen zu verbessern,
- die Ergebnisse der von ihr veranstalteten Tagungen und Kongresse zu veröffentlichen,
- den sportwissenschaftlichen Nachwuchs zu fördern und Preise zu vergeben,
- zu Fragen von Studium und Lehre der Sportwissenschaft Stellung zu nehmen,
- die Personalstruktur wissenschafts- und zeitgerecht im Bereich sportwissenschaftlicher Einrichtungen weiterzuentwickeln,
- die Belange der Sportwissenschaft im nationalen und internationalen Bereich zu vertreten.

Die Aufgaben werden durch die Arbeit verschiedener Organe erfüllt. Höchstes Organ der dvs ist die Hauptversammlung, der alle Mitglieder angehören und die mindestens alle zwei Jahre einmal tagt. Zwischen den Sitzungen der Hauptversammlung übernimmt deren Aufgaben der Hauptausschuss, dem außer dem dvs-Präsidium Vertreter/innen der Sektionen und Kommissionen angehören. Das dvs-Präsidium besteht aus Präsident/in, Schatzmeister/in (Vizepräsident/in Finanzen) sowie bis zu vier weiteren Vizepräsidenten/innen. Zur Unterstützung der Arbeit des Präsidiums ist ein/e Geschäftsführer/in tätig.

Weitere Organe der dvs sind der Ethik-Rat sowie die Sektionen und Kommissionen, die Symposien, Tagungen und Workshops durchführen. Sektionen gliedern sich nach sportwissenschaftlichen Disziplinen und Themenfeldern; Kommissionen befassen sich problemorientiert mit Fragestellungen einzelner Sportarten bzw. Sportbereiche. Für besondere, zeitbegrenzte Fragen können ad-hoc-Ausschüsse gebildet werden. Zurzeit sind in der dvs tätig:

- **Sektionen**: Biomechanik, Sportgeschichte, „Sportinformatik und Sporttechnologie", Sportmedizin (DGSP), Sportmotorik, Sportökonomie (AK Sportökonomie), Sportpädagogik, Sportphilosophie, Sportpsychologie (asp), Sportsoziologie, Trainingswissenschaft
- **Kommissionen**: „Bibliotheksfragen, Dokumentation, Information" (BDI/AGSB), Fußball, Geräturnen, „Geschlechter- und Diversitätsforschung", Gesundheit, „Kampfkunst und Kampfsport", Leichtathletik, Schneesport (ASH), Schwimmen, „Sport und Raum", Sportspiele, „Wissenschaftlicher Nachwuchs"
- **ad-hoc-Ausschuss**: „Diagnostik: Bewegen im Wasser"

Mitglied in der dvs kann jede/r werden, wer in Lehre oder Forschung in einer sportwissenschaftlichen Einrichtung tätig ist, sportwissenschaftliche Arbeiten veröffentlicht hat oder einen sportwissenschaftlichen Studienabschluss nachweisen kann. Auf Beschluss des dvs-Präsidiums können weitere Personen Mitglied werden. Auch können Institutionen oder Verbände Mitglied der dvs werden, wenn ihre Zielsetzung der der dvs entsprechen.

Mitglieder der dvs haben die Möglichkeit, an der Meinungsbildung zu sport- und wissenschaftspolitischen Fragen mitzuwirken. Darüber hinaus ermöglicht die Mitgliedschaft in der dvs u. a. eine kostengünstige Teilnahme an allen dvs-Veranstaltungen sowie am alle zwei Jahre stattfindenden „Sportwissenschaftlichen Hochschultag", den Erwerb der Bücher der dvs-Schriftenreihe und den Bezug der Zeitschrift „Sportwissenschaft" zu ermäßigten Mitgliederpreisen. Der Antrag auf Mitgliedschaft ist zu richten an die **dvs-Geschäftsstelle, Postfach 730229, D-22122 Hamburg, Tel.: (040) 6794 1212, Fax: (040) 6794 1213, E-Mail: info@sportwissenschaft.de**.
Weitere Informationen zur dvs finden Sie im Internet unter: **www.sportwissenschaft.de**

Schriftenreihen

Sportwissenschaft und Sportpraxis
Herausgeber: **Clemens Czwalina**   ISSN 0342-457X

Band 88	Nagel & Wulkop: Techniktraining im Hockey. 1992. 168 S. ISBN 978-3-88020-229-0.
Band 90	Hubert: Das Phänomen Tanz. 1993. 158 S. ISBN 978-3-88020-233-7.
Band 95	Schneider: Lehren und Lernen im Tennis. 1994. 187 S. ISBN 978-3-88020-246-7.
Band 107	Schöpe: Die Entwicklung der Bewegungsvorstellung im Gerätturnen. 1997. 244 S. ISBN 978-3-88020-296-2.
Band 110	Aeberhard: Planen und Gewinnen im Tennis. 1997. 92 S. ISBN 978-3-88020-299-3.
Band 111	Nagel: Fit und geschickt durch Seniorensport. 1997. 160 S. ISBN 978-3-88020-300-6.
Band 112	Thiele & Timmermann: Sportwissenschaftler auf dem Weg in die Arbeitswelt. 1997. 128 S. ISBN 978-3-88020-314-3.
Band 115	Meier: Organisation einer bewegten Kinderwelt. 1998. 158 S. ISBN 978-3-88020-328-0.
Band 116	Fikus & Müller (Hrsg.): Sich-Bewegen – Wie Neues entsteht. 1998. 228 S. ISBN 978-3-88020-329-7.
Band 117	Bös & Schott (Hrsg.): Kinder brauchen Bewegung – leben mit Turnen, Sport, Spiel. 1999. 288 S. ISBN 978-3-88020-347-1.
Band 118	Kuhn & Langolf (Red.): Volleyball in Forschung und Lehre 1998. 1999. 172 S. ISBN 978-3-88020-348-8.
Band 119	Bensch & Danisch: Spielorientiertes Tennistraining mit Kindern und Jugendlichen. 2000. 128 S. ISBN 978-3-88020-352-5.
Band 120	Schäfer & Roth (Hrsg.): Fenster in die Zukunft des Sports. 2000. 136 S. ISBN 978-3-88020-355-6.
Band 121	Langolf & Kuhn (Red.): Volleyball in Lehre und Forschung 1999. 2000. 216 S. ISBN 978-3-88020-357-0.
Band 122	Leirich & Leuchte (Hrsg.): Paradigmenwechsel in der Sportwissenschaft. 2000. 200 S. ISBN 978-3-88020-358-7.
Band 123	Marlovits: Über die Einheit von Empfinden und Sich-Bewegen. 2001. 112 S. ISBN 978-3-88020-368-6.
Band 124	Hinsching (Hrsg.): Breitensport in Ostdeutschland. 2000. 144 S. ISBN 978-3-88020-369-3.
Band 125	Scherer & Bietz (Hrsg.): Kultur – Sport – Bildung. 2000. 152 S. ISBN 978-3-88020-378-5.
Band 126	Kuhn & Langolf (Hrsg.): Vision Volleyball 2000. 2001. 160 S. ISBN 978-3-88020-380-8.
Band 127	Gerisch: Aggression im Fußball. Band 1. 2002. 328 S. ISBN 978-3-88020-393-8.
Band 128	Gerisch: Aggression im Fußball. Band 2. 2002. 200 S. ISBN 978-3-88020-394-5.
Band 129	Volkamer: Sportpädagogisches Kaleidoskop. 2003. 222 S. ISBN 978-3-88020-396-9,28,-
Band 130	Roth & Schäfer (Hrsg.): Fenster in die Zukunft des Sports 2. 2002. 160 S. ISBN 978-3-88020-402-7.
Band 131	Langolf & Zentgraf (Red.): Volleyball – Ansichten 2001. 2002. 176 S. ISBN 978-3-88020-405-8.
Band 132	Kelber-Bretz: Jonglieren – spielend lernen. 2002. 112 S. ISBN 978-3-88020-411-9.
Band 133	Verein früherer Schüler und Lehrer der Herderschule zu Rendsburg (Hrsg.): Die Zukunft des Schülerruderns. 2003. 84 S. ISBN 978-3-88020-418-8.
Band 134	Bach & Siekmann (Hrsg.): Bewegung im Dialog. Festschrift für Andreas H. Trebels. 2003. 232 S. ISBN 978-3-88020-419-5.
Band 135	Zentgraf & Langolf (Hrsg.): Volleyball aktuell 2002. 2003. 136 S. ISBN 978-3-88020-429-4.
Band 136	Mahlitz, Bomirska & Stepinski (Hrsg.): Bewegung, Sport und Gesundheit im regionalen Bezug. 2004. 200 S. ISBN 978-3-88020-432-4.
Band 137	Hinsching & Steingrube (Hrsg.): Sporttourismus und Region – Das Beispiel Mecklenburg-Vorpommern. 2004. 180 S. ISBN 978-3-88020-433-1.
Band 138	Scherler: Sportunterricht auswerten. Eine Unterrichtslehre. 2., überarb. Aufl. 2008. 168 S. ISBN 978-3-88020-492-8.
Band 139	Zentgraf & Langolf (Hrsg.): Volleyball – europaweit 2003. 2004. 184 S. ISBN 978-3-88020-439-3.
Band 140	Hebbel-Seeger, Kronester & Seeger: Skifahren und Snowboarden mit Kindern. 2005. 120 S. ISBN 978-3-88020-444-7.
Band 141	Bossert: Triathlon-Do. Der Weg zum Triathlon-Manager. 2005. 216 S. ISBN 978-3-88020-453-9.
Band 142	Zentgraf & Langolf (Hrsg.): Volleyball 2004 – Jubiläum. 2005. 152 S. ISBN 978-3-88020-457-7.
Band 143	Wolters: Bewegung unterrichten. 2006. 200 S. ISBN 978-3-88020-463-8.
Band 144	Loy: Taktik und Analyse im Fußball. Band 1. 2006. 462 S. ISBN 978-3-88020-466-9.
Band 145	Loy: Taktik und Analyse im Fußball. Band 2. 2006. 564 S. ISBN 978-3-88020-467-6.
Band 146	Langolf & Roth (Hrsg.): Volleyball 2005 – Beach-WM. 2006. 136 S. ISBN 978-3-88020-475-1.
Band 147	Merk: Klassenzimmer unter Segeln. 2006. 216 S. ISBN 978-3-88020-476-8.
Band 148	Pilz: Der Einfluss der Philanthropen auf die Turnbewegung um Friedrich Ludwig Jahn. 2007. 88 S. ISBN 978-3-88020-486-7.
Band 149	Kugelmann, Röger & Weigelt-Schlesinger: Mädchenfußball unter die Lupe. 2008. 160 S. ISBN 978-3-88020-488-1.
Band 150	Langolf & Roth (Hrsg.): Volleyball international in Forschung und Lehre 2006. 2007. 96 S. ISBN 978-3-88020-489-8.
Band 151	Philippi & Knollenberg: Zum Einfluss des Sportunterrichts auf das Körperkonzept. 2007. 84 S. ISBN 978-3-88020-494-2.
Band 152	Kuhlmann & Balz (Hrsg.): Sportpädagogik. Ein Arbeitstextbuch. 2008. 230 S. ISBN 978-3-88020-510-9.
Band 153	Schwarz: (Neuro-)Kasuistische Sportlehrerbildung. 2009. 336 S. ISBN 978-3-88020-516-1.
Band 154	Langolf & Roth (Hrsg.): Volleyball international in Forschung und Lehre 2007. 2009. 124 S. ISBN 978-3-88020-518-5.
Band 155	Nagel & Lippens (Hrsg.): Gleichgewichts-Leistungen im Handlungsbezug. 2009. 92 S. ISBN 978-3-88020-532-1.
Band 156	Knörzer & Schley (Hrsg.): Neurowissenschaft bewegt. 2010. 96 S. ISBN 978-3-88020-545-1.
Band 157	Tietjens & Strauß (Hrsg.): Facetten sozialer Unterstützung. 2011. 188 S. ISBN 978-3-88020-546-8.
Band 158	Voigt, Richter & Jendrusch (Hrsg.): betreuen, fördern, fordern. Band 1. 2010. 208 S. ISBN 978-3-88020-553-6.
Band 159	Schröder & Färber (Hrsg.): Semgentales Stabilisierungstraining als Baustein einer evidenzbasierten Bewegungstherapie bei Rückenbeschwerden. 2010. 112 S. ISBN 978-3-88020-558-1.
Band 160	Langolf & Roth (Hrsg.): Volleyball international in Forschung und Lehre 2009. 2010. 136 S. ISBN 978-3-88020-559-8.
Band 161	Hofmann et al. (Hrsg.): Sport und soziale Integration. 2012. 104 S. ISBN 978-3-88020-588-8.
Band 162	Voigt & Jendrusch (Hrsg.): betreuen, fördern, fordern. Band 2. 2013. 200 S. ISBN 978-3-88020-594-9.
Band 163	Welsche, Seibel & Nikolai (Hrsg.): Bewegung, Sport und Soziale Arbeit in der Zivilgesellschaft. 2013. 120 S. ISBN 978-3-88020-595-6.
Band 164	Sygusch & Herrmann: PRimus – Psychosoziale Ressourcen im Kinder- und Jugendsport. 2013. 212 S. ISBN 978-3-88020-599-4.
Band 165	Thomas Köthe & Oliver Stoll (Eds.): Diving Research Worldwide. 1st Symposium for Researchers in Diving. 2013. 108 S. ISBN 978-3-88020-603-8
Band 166	Langolf & Roth (Hrsg.): Volleyball international in Forschung und Lehre 2010 bis 2012. 2014. 144 S. ISBN 978-3-88020-607-6.
Band 167	Langolf & Roth (Hrsg.): Volleyball international in Forschung und Lehre 2013 bis 2015. 2016. 360 S. ISBN 978-3-88020-638-0.
Band 168	Lippens & Nagel (Hrsg.): Zur Problematik der Gleichgewichts-Leistung im Handlungsbezug. 2016. 124 S. ISBN 978-3-88020-639-7.
Band 169	Langolf & Roth (Hrsg.): Volleyball international in Forschung und Lehre 2016. 2017. 144 S. ISBN 978-3-88020-653-3.
Band 170	Langolf & Roth (Hrsg.): Volleyball international in Forschung und Lehre 2017. 2018. 100 S. ISBN 978-3-88020-665-6.
Band 171	Langolf & Roth (Hrsg.): Volleyball international in Forschung und Lehre 2018. 2019. 144 S. ISBN 978-3-88020-675-5.